Histaminintoleranz für Anfänger

Die Ursachen und Symptome der Krankheit verstehen und durch die richtige Ernährung zu einem neuen Wohlbefinden.

Susanne Reiner

Inhaltsverzeichnis:

Vorwort 1

Erster Abschnitt: Die Theorie 3

Zweites Kapitel: Wie entsteht eine Histaminintoleranz? 6

Drittes Kapitel: Der Einfluss von Medikamenten und Lebensmitteln 8

Viertes Kapitel: Die Symptome 13

4.1: Symptome der Haut 15

4.1.1: Urtikaria 15

4.1.2: Juckreiz 15

4.1.3: Flush 16

4.2: Symptome des Gehirns 16

4.3: Symptome des Herz-Kreislauf-Systems 16

4.4: Symptome des Magen-Darm-Traktes 16

4.5: Symptome im Genitalbereich 17

4.6: Symptome der Atemwege 17

4.7: Zusammenfassung 18

Erstes Kapitel: Teste dich selbst 19

Zweites Kapitel: Die Diagnose 21

2.1: Ernährungstagebuch...21

2.2: Die Wahl des richtigen Arztes...22

2.3: Das Gespräch beim Arzt..23

2.4: Welche Möglichkeiten bietet die moderne Diagnostik?..............24

2.5: Möglichkeiten und Methoden der alternativen Medizin.............25

Drittes Kapitel: Rezeptvorschläge...26

3.1.: Rezepte für dein histaminarmes Frühstück................................26

3.1.1: Frühstücksbrote...26

    Brot mit Amaranth und Leinsamen...26

    Kürbiskernbrot..28

    Dinkelvollkornbrot...29

    Roggen-Knäcke...30

    Fladenbrötchen...32

3.1.2: Frühstücks-Shakes 33

    Beeren-Shake...33

    Milch aus Cashew-Kernen..33

    Erdbeer-Shake..34

Melonen-Shake 35

3.1.3: Müsli und Porridge 35

    Porridge mit Kokosnuss und Mandeln..35

Grießbrei 36

Haferflocken mit Chia-Samen und Kokos 37

3.2: Histaminfreie Hauptgerichte 38

Grundrezept für Pizza Teig 38

3.2.1: Fleischgerichte 38

Sesam-Hähnchen-Sticks 38

Lammfrikadellen 40

Cordon Bleu 40

Gefüllte Paprika 41

Speck-Kartoffeln 43

Rosmarin-Putenkeule 44

Herzhafte Palatschinken 45

Geflügel-Geschnetzeltes 46

Putenfrikadellen 47

Asiatische Nudelpfanne 48

Arabischer Bohneneintopf 50

Fleisch mit Curry-Sahne-Soße 51

Spaghetti Bolognese 52

3.2.2: Fischgerichte 53

Nudeln mit Lachs Soße 54

Tagliatelle a la Scampi 54

Lachs-Pizza 56

Paniertes Fischfilet 57

Ofen-Fisch 58

Fischfilet mit würziger Soße und Kartoffelpüree 59

3.2.3: Be veggie: Köstlichkeiten ohne Fleisch, nicht nur für Vegetarier 60

Pfannkuchen 60

Gefüllte Paprika 61

Reibekuchen 62

Quiche-Paprika 63

Polenta mit Gemüse 64

Risotto 66

3.2.4: Suppen und Eintöpfe 67

Spargelsuppe 67

Zucchinisuppe 68

Blumenkohlsuppe 69

Gurkensuppe - kalt - 70

Die etwas andere Linsensuppe 72

3.2.4: Zum Abschluss: Histaminfreie Desserts   73

    Dessert a la Cheese-Cake 73

    Selbst gemachtes Spaghetti Eis 74

    Windbeutel Auflauf 75

    Giotto Dessert 76

    Oreo Dessert 77

    Tiramisu 77

Zu guter Letzt 79

Vorwort

Histamin ist ein häufiger Verursacher für Allergien, Nahrungsmittelunverträglichkeiten und andere Gesundheitsstörungen. Dieses Buch soll dazu beitragen, diese Störung zu verstehen, die Ursachen herauszufinden und Hintergrundwissen zu liefern. Dadurch möchte ich dazu beitragen, dass du die typischen Symptome erkennst, ausschaltest und zukünftig ein beschwerdefreies Leben führen kannst.

Kann es sein, dass du keinen Rotwein, keine Tomaten oder kein Sauerkraut verträgst?

Diese Lebensmittel sind nur Beispiele für Lebensmittel, die extrem viel Histamin enthalten und bei einer Unverträglichkeit zu unangenehmen und sogar lebensbedrohlichen Folgen führen können.

Ich möchte dir mit diesem Buch wichtige Zusammenhänge aufzeigen: Was ist Histamin überhaupt? Wie gelangt es in unseren Körper und wie kann man es vermeiden?

Die Histaminintoleranz ist die komplizierteste Nahrungsmittelintoleranz, die man entwickeln kann. Die gründliche Beschäftigung mit diesem Thema ist ungemein wichtig, um die komplexen Zusammenhänge zu verstehen und letztendlich beschwerdefrei leben zu können.

Ich möchte dir daher praktische Tipps geben und dir aufzeigen, welche Wechselwirkungen bei einer Histaminintoleranz auftreten können.

Die Unverträglichkeit gegen Histamin ist letztendlich eine Erkrankung, die viele Ärzte trotz einer sehr sorgfältigen Diagnostik oft nicht erkennen. Daher ist es für Betroffene wichtig, sich umfassend über diese Störung zu informieren, um der Ursache der Gesundheitsstörung auf den Grund zu gehen und letztendlich ohne Beschwerden leben zu können.

Susanne Reiner

Mit diesem Buch möchte ich die Histaminintoleranz von allen Seiten beleuchten und dir dieses wichtige Hintergrundwissen geben.

Erster Abschnitt: Die Theorie

Erstes Kapitel: Was ist eigentlich Histamin?

Histamin ist ein an sich sehr wichtiger Stoff, den der Körper benötigt und der sehr wichtige Aufgaben übernimmt.

Kommt er aus dem Gleichgewicht, kann es jedoch zu gravierenden Problemen kommen. Das nennt man dann Histaminintoleranz oder Histaminunverträglichkeit.

Einerseits produziert dein Körper selbst Histamin, andererseits nimmst du es mit unterschiedlichen Nahrungsmitteln auf. Besteht bei dir eine Intoleranz, können Hautausschläge, Durchfall, Übelkeit und noch andere Symptome auftreten.

Histamin wurde 1911 entdeckt. Es ist es ein so genanntes biogenes Amin und kommt bei Tieren als Hormon vor. Auch bei Pflanzen und in Bakterien ist Histamin nachweisbar. Im menschlichen Körper spielt Histamin eine wichtige Rolle in Bezug auf allergische Reaktionen und sorgt dafür, dass körperfremde Stoffe abgewehrt werden können.

Histamin hat sehr wichtige Funktionen. Einerseits besteht seine Aufgabe in der Abwehr körperfremder Stoffe und einer Beteiligung an den Auswirkungen von Allergien und Asthma. In diesem Fall führt Histamin zu Juckreiz und Schmerzen, ein Zusammenziehen der Bronchialmuskulatur und der großen Blutgefäße sowie die Erweiterung kleinerer Blutgefäße, was mit einer Hautrötung einhergeht.

Andererseits führt Histamin aber auch zur Freisetzung von Adrenalin, was die Schlagkraft und Schlagfrequenz des Herzens erhöht.

Im zentralen Nervensystem ist Histamin für die Auslösung von Erbrechen und der Einhaltung eines Schlaf-wach-Rhythmus zuständig. Es besitzt darüber hinaus eine stimmungsaufhellende Wirkung. Es hemmt den Appetit und ist für die Regulierung der Körpertemperatur mitverantwortlich, ebenso für die Kontrolle des Blutdrucks und der Schmerzempfindung.

Im Verdauungssystem reguliert Histamin die Produktion von Magensäure und die Bewegungen des Darms.

Damit hat das Histamin in unserem Körper mehrere wichtige Aufgaben und man kann sich bereits jetzt halbwegs die Konsequenzen vorstellen, sollte dieses System durcheinandergeraten.

Es gibt zwei Arten von Histamin.

Körpereigenes Histamin

Histamin ist zunächst einmal ein körpereigener Botenstoff, der unterschiedliche Funktionen des Körpers steuert. Durch Histamin wird der Körper im Falle von Infektionen und allergischen Reaktionen in Alarmbereitschaft versetzt. Daneben beeinflusst er den Schlaf-wach-Rhythmus, die Darmbewegungen und unzählige weitere Vorgänge im Körper. Dein Organismus stellt das Histamin selbst her und speichert es in speziellen Zellen, damit es bei Bedarf schnell eingesetzt werden kann. Bei allergischen Reaktionen, also einer Überreaktion des Immunsystems, wird Histamin schnell und in großen Mengen ausgeschüttet, was dann die typischen Symptome der Allergie auslöst.

Auch die Darmflora produziert Histamin, insbesondere dann, wenn der Darm von schädlichen Mikroorganismen befallen ist.

Aufgenommenes Histamin

Histamin ist in den meisten Nahrungsmitteln enthalten, jedoch in unterschiedlicher Konzentration. Es handelt sich um ein Verderbnis-, Fäulnis-

oder Gärungsprodukt. Sind leicht verderbliche Nahrungsmittel frisch, enthalten sie so gut wie kein Histamin. Bei längerer Lagerung können sie jedoch jede Menge Histamin entwickeln. Besonders viel Histamin ist in verdorbenem Fisch, Wurstwaren, lang gereiften Käsesorten, Wein, Sekt, Bier und Essig sowie anderen Gärungsprodukten enthalten. Es gibt Nahrungsmittel, die selbst kein Histamin enthalten, wohl aber bestimmte Stoffe, die den Körper veranlassen, sein eigenes Histamin freizusetzen und damit zu einer belastenden Situation führen.

Verschiedene Nahrungsmittel hemmen zudem die Enzyme, die die Histaminaufnahme hemmen, oder aber die Aufnahme von Histamin über den Darm begünstigen. Dadurch gerät dein Organsystem in Ungleichgewicht und es können sich sehr unangenehme Symptome wie Hautrötungen, Bauchschmerzen, Durchfälle, und so weiter einstellen.

Ungefähr ein bis drei Prozent der Bevölkerung sind von einer diagnostizierten Histaminintoleranz betroffen.

Die Dunkelziffer ist jedoch relativ hoch, da die Diagnose nicht einfach ist und die Symptome häufig anderen Erkrankungen zugeschrieben werden. Die meisten Betroffenen sind über vierzig Jahre alt und weiblich.

Eine Histaminintoleranz kann also sowohl erworben oder angeboren sein. Es ist eine Stoffwechselstörung, zu der wahrscheinlich unterschiedliche körperliche Ursachen aber auch Umweltfaktoren verantwortlich sind.

Bei einer Intoleranz kann der körpereigene Botenstoff Histamin nicht mehr auf einem normalen Maß gehalten werden, da er vermehrt aus den Zellen freigesetzt wird, wenn zusätzliches Histamin durch die Ernährung zugeführt wird oder wenn der normale Abbau von Histamin behindert ist. Die Beeinträchtigung zahlreicher Körperfunktionen ist die Folge.

Zweites Kapitel: Wie entsteht eine Histaminintoleranz?

Eine Histaminintoleranz entsteht, wenn sowohl durch Lebensmittel, als auch durch die Produktion körpereigenen Histamins mehr Histamin vorhanden ist, als der Körper selbst wieder abbauen kann. Dabei wird eher eine erworbene, als eine angeborene Störung im Histaminabbau vermutet. Eine wichtige Rolle spielt dabei offensichtlich das Enzym Diaminooxidase (DAO), welches in der Lage ist, das Histamin im Körper abzubauen.

Der menschliche Körper verfügt über insgesamt zwei unterschiedliche Enzyme, die Histamin abbauen können. Das Enzym Histamin-N-Methyl-Transferase steckt im Inneren der Zellen und kann daher Histamin direkt innerhalb der Zellen abbauen. Das Enzym Diaminooxidase (DAO) inaktiviert das Histamin, welches sich außerhalb der Zellen, zum Beispiel im Blutkreislauf, befindet. Daher ist gerade dieses Enzym vor allem für den Abbau von Histamin aus der Nahrung verantwortlich. Darum hat es eine wichtige Bedeutung für die Histaminintoleranz: Entweder ist dieses Enzym in unzureichender Menge im Körper vorhanden oder seine Aktivität ist möglicherweise vermindert. Das DAO benötigt für den Histaminabbau zwingend Vitamine, insbesondere Vitamin B6 und Vitamin C. Ein Mangel dieser Vitamine kann schon die Funktion des Enzyms erheblich mindern. Auch Medikamente können das DAO verändern beziehungsweise reduzieren.

Egal, ob ein Mangel oder eine gestörte Funktion vorliegt: die Verarbeitung des Histamins gerät dabei aus dem Gleichgewicht und es kann sich eine Histaminintoleranz entwickeln. Neben Lebensmitteln, die viel Histamin enthalten, aber auch verschiedenen Medikamenten kann dabei auch eine vermehrte körpereigene Histaminproduktion, bei allergischen Erkrankungen, wie zum Beispiel Heuschnupfen, entsprechende Beschwerden auslösen: Die allergiebedingt hohe Konzentration von Histamin im Körper kann die Kapazität der Enzyme bei Weitem übersteigen, vor allem, wenn man sich gleichzeitig histaminreich ernährt.

Drittes Kapitel: Der Einfluss von Medikamenten und Lebensmitteln

Histamin, als körpereigener Botenstoff, wird also in verschiedenen Zellen produziert und gespeichert. Bei bestimmten Voraussetzungen wird es aus den Zellen freigesetzt und übt seine Funktionen aus. Eine solche Voraussetzung kann auch von bestimmten Medikamenten verursacht werden. Meistens handelt es sich dabei um eine unerwünschte Nebenwirkung des Medikaments, und eine Umstellung auf ein anderes Medikament kann notwendig werden.

Aber auch der Abbau von Histamin wird durch bestimmte Medikamente beeinflusst.

Wie bereits beschrieben, wird das Histamin aus der Nahrung hauptsächlich durch das Enzym Diaminooxidase (DAO) abgebaut. Dieses Enzym baut aber nicht nur Histamin, sondern auch noch weitere Stoffwechselprodukte ab. Wenn durch die Behandlung mit Medikamenten mehr Stoffwechselprodukte anfallen, kann nicht so viel Histamin abgebaut werden. Dadurch steigt die Konzentration von Histamin im Körper an. Es gibt auch Medikamente, die direkt die Funktion der Diaminooxidase beeinflussen, was in der Folge ebenfalls den Histaminspiegel erhöht und somit Beschwerden auslösen kann.

Folgende Medikamente führen in der Regel zu einer vermehrten Freisetzung oder einem verminderten Abbau von Histamin. Setzt man diese Medikamente wieder ab, kann man häufig beschwerdefrei weiter leben und die Intoleranz heilt sich quasi aus.

- alle Röntgenkontrastmittel

- bestimmte muskelentspannende Mittel, also Muskelrelaxantien wie zum Beispiel Suxamethonium

- bestimmte Schmerzmittel wie Acetylsalicylsäure, Diclofenac, Metamizol, bestimmte Morphine
- lokale Betäubungsmittel, wie zum Beispiel Prilocain
- bestimmte Mittel gegen Bluthochdruck und Herzerkrankungen und Herz-Rhythmusstörungen (Dihydralazin, Alprenolol, Verapamil etc.)
- Diuretika wie zum Beispiel Furosemid als harntreibendes Mittel
- einige Antibiotika wie Neomycin oder Vancomycin
- Mittel gegen Übelkeit und Verdauungsbeschwerden wie zum Beispiel Metoclopramid
- bestimmte Schleimlöser (Acetylcystein, Ambroxol)
- bestimmte Mittel gegen Asthma (Aminophyllin, Theophyllin)
- Amitryptilin (Antidepressivum)
- Cyclophosphamid (Krebs- und Rheumamittel)
- Cimetidin (Mittel gegen Sodbrennen und säurebedingte Magenbeschwerden)

Histamin ist in fast allen Lebensmitteln und Getränken in unterschiedlicher Konzentration enthalten. Der Gehalt an Histamin variiert allerdings erheblich und wird durch Verarbeitungsprozesse wie Reifung oder Gärung beeinflusst. Histaminreiche Nahrungsmittel können die Konzentration von Histamin im Körper steigern, nämlich dann, wenn der Abbau von Histamin nicht entsprechend erhöht werden kann. Der Histaminumsatz kommt aus dem Gleichgewicht und die typischen Symptome können sich einstellen.

Aber welche Lebensmittel enthalten nun besonders viel Histamin?

Susanne Reiner

Zunächst einmal sollten sich Menschen mit einer Histaminintoleranz mit frischen und möglichst unverarbeiteten Lebensmitteln ernähren. Es gilt der Grundsatz: Je länger ein Lebensmittel gelagert wird oder reift, desto höher der Histamingehalt. Insbesondere Fertiggerichte, Konserven und Tiefkühlkost sind für eine längere Lagerzeit produziert worden. Ihr Histamingehalt ist daher besonders hoch. Auch durch die Verarbeitung von Lebensmitteln und Flüssigkeiten kann deren Histamingehalt ansteigen. Wein, zum Beispiel, enthält durch die Gärungsprozesse besonders viel Histamin. Die Fermentation bei Kaffee oder Tee soll ebenfalls zu schlecht verträglichen Lebensmitteln bei Histaminintoleranz zählen. Auch geräucherte Produkte, wie Salami, Schinken und Räucherfisch gehören zu den histaminreichen Lebensmitteln. Ebenso Sauerkraut, Zitrusfrüchte, Erdbeeren und Hülsenfrüchte. Weizenkeime, zum Beispiel, sind zwar selbst arm an Histamin, lösen aber eine Histaminausschüttung im Körper aus. Daher sollten sie bei einer Histaminintoleranz unbedingt vermieden werden. Die tägliche Auswahl von Lebensmitteln sollte sorgfältig erfolgen. Insbesondere ist auf qualitativ hochwertige, nährstoffreiche und abwechslungsreiche Nahrungsmittel Wert zu legen, damit der Körper optimal versorgt ist.

Oft gelingt es den Erkrankten jedoch nicht, den Auslöser zu identifizieren oder einen Zusammenhang zwischen ihrer allergischen Reaktion und den eingenommenen Medikamenten beziehungsweise der Ernährung herzustellen. Die einzig brauchbare Methode ist, eine Ausschlussdiät durchzuführen und so langsam die auslösenden Substanzen herauszufinden.

Hat man die Ursache gefunden, müssen die unverträglichen Lebensmittel und Medikamente dauerhaft gemieden werden. Diese Therapie kann medikamentös unterstützt werden.

Da sich die unverträglichen Lebensmittel über alle Kategorien verteilen, ist die Eliminierungsdiät häufig sehr schwierig durchzuführen. Außerdem entscheidet oft die Frische der Lebensmittel über die Verträglichkeit.

Auf jeden Fall sind zum Beispiel

- Fisch
- Wurstwaren
- Trockenfleisch
- lang gereifte Käsesorten
- Wein, Sekt und Bier
- Essig
- Sauerkraut
- Spinat
- Tomaten
- Auberginen
- Avocados
- Hülsenfrüchte (Linsen, Bohnen, Soja)
- Erdbeeren
- Himbeeren
- Zitrusfrüchte
- Bananen
- Ananas
- Kiwis
- Birnen

- Papaya

- Fertige Soßen und Gewürzmischungen

zu vermeiden, da sie besonders viel Histamin enthalten. Diese Aufzählung beinhaltet jedoch nur Beispiele. Unzählige weitere Lebensmittel können entsprechende Symptome auslösen. Das ist individuell sehr unterschiedlich und jeder Betroffene muss seine eigenen Auslöser finden.

Da auch Medikamente, Stress, Anstrengung und diverse Chemikalien die allergischen Symptome verstärken können, gilt die Histaminintoleranz nicht als reine Nahrungsmittelallergie.

Viertes Kapitel: Die Symptome

Die Reaktion auf Histamin sieht bei jedem Betroffenen anders aus. Das macht die Diagnose einer Histaminunverträglichkeit so kompliziert. Oft wird sie mit einer Erkältung oder Magen-Darm-Infektion verwechselt.

Zu den normalen Symptomen zählen unspezifische Magen-Darm-Beschwerden, Kopfschmerzen, Hautausschläge oder Probleme im Bronchialsystem. Sehr oft sind sie ähnlich einer entsprechenden Allergie, wobei die Beschwerden unterschiedlich schwerwiegend ausfallen können. Sie reichen von vorübergehendem Schnupfen bis zu schwerer Migräne.

Auch die Reaktionszeit nach Kontakt mit dem unverträglichen Stoff ist sehr unterschiedlich. Bei einigen Betroffenen treten bereits nach einigen Minuten Reaktionen wie Hautrötungen („Flush") oder eine laufende Nase auf. In anderen Fällen kommt es erst nach Stunden zu Bauchgrummeln, Durchfall oder Kopfschmerzen. Die Beschwerden werden dann häufig nicht mehr mit der Aufnahme eines Lebensmittels in Verbindung gebracht.

Und auch das macht die Sache nicht leichter: Der Histamingehalt in Lebensmitteln ist nicht konstant. Deshalb kann es durchaus passieren, dass man an einem Tag auf ein bestimmtes Nahrungsmittel stark reagiert und an einem anderen Tag überhaupt nicht.

Viele Menschen, mit einer Unverträglichkeit gegen Histamin, haben oft eine schier unendliche Odyssee hinter sich. Denn die Symptome sind unspezifisch, das bedeutet: Sie können auch viele andere Ursachen haben. Und weil der Histamingehalt in Nahrungsmitteln oft schwankt, lässt er sich auch nicht ohne Weiteres erkennen.

Eine gute Möglichkeit, einer Histaminintoleranz auf die Spur zu kommen, ist ein Symptom- oder Ernährungstagebuch. Darin sollte sehr genau notiert werden, was und wie viel davon man über den Tag gegessen hat, und welche Reaktionen, wann aufgetreten sind.

Gleichzeitig sollte der Arzt andere Ursachen für die Beschwerden ausschließen. Insbesondere sollten einschlägige Haut- und Bluttests eine allergische Reaktion ausschließen.

Weil die Histaminintoleranz entscheidend mit dem Mangel des Enzyms DAO einhergeht, versucht man auch die Unverträglichkeit über die Messung der Aktivität von DAO im Blut zu erkennen. Was man dabei wissen sollte: Der DAO-Spiegel im Blut ist zum Beispiel durch Stress und andere Belastungen Schwankungen ausgesetzt

Mögliche Symptome einer Histaminunverträglichkeit sind unter anderem Quaddeln, Juckreiz, Kopfschmerzen, Schnupfen, Durchfall, Herzklopfen oder ein gerötetes Gesicht. Diese Symptome kann man normalerweise nach einer histaminreichen Mahlzeit oder auch nach Alkoholgenuss beobachten.

Die Begleiterscheinungen erinnern stark an eine Allergie, jedoch können im Blut meistens keine entsprechenden Nachweise erkannt werden. Es gibt aber Untersuchungen, die auf eine Histaminintoleranz hinweisen können. Nach Absetzen der auslösenden Medikamente oder Durchführung einer Histaminintoleranz-Diät bessern sich die Symptome deutlich. Manchen Betroffenen hilft auch eine medikamentöse Histaminintoleranz-Therapie.

Da die Symptome der Histaminintoleranz ein umstrittenes Krankheitsbild darstellen, liefert die Diagnostik oft keine eindeutigen Ergebnisse. Es gibt Experten, die das Krankheitsbild der Histaminintoleranz ablehnen, andere wiederum halten es für existent.

4.1: Symptome der Haut

In der Haut kann Histamin die sogenannten Mastzellen, aktivieren. Mastzellen sind Zellen der körpereigenen Abwehr, in denen Botenstoffe, wie zum Beispiel das Histamin, aber auch Heparin und andere Botenstoffe gespeichert werden. Diese Mastzellen schütten aufgrund einer Fehlinformation allergene Inhaltsstoffe frei. Diese Stoffe können Hauterscheinungen wie Quaddeln oder Juckreiz entwickeln. Histamin erhöht daneben die Durchlässigkeit der kleinen Blutgefäße in der Haut. Dadurch wird sie stärker durchblutet und wirkt stark gerötet.

4.1.1: Urtikaria

Die Urtikaria, also Quaddeln oder Nesselsucht kann ein Symptom für eine Histaminintoleranz sein. Es handelt sich dabei um kleine Schwellungen der Haut, die an den betroffenen Stellen meistens rot gefärbt oder weiß mit einer roten Umrandung sind, ähnlich, wie bei Kontakt mit Brennnesseln. Die kleinen Quaddeln verteilen sich meist über den ganzen Körper und verschwinden in der Regel nach 24 Stunden wieder. Tückisch ist, dass sie immer wieder auftreten, solange der Auslöser weiter besteht. Das bedeutet, dass die Urtikaria so lange auftritt, wie die Menge des Histamins im Körper die individuelle Grenze überschreitet.

4.1.2: Juckreiz

Neben der Urtikaria kann das freigesetzte Histamin auch einen massiven Juckreiz auslösen. Die Haut über den Quaddeln ist überaus empfindlich für Juckreize. Anders als bei anderen juckenden Hauterkrankungen tut das Kratzen der Quaddeln weh, daher werden sie meistens nur gerieben oder gedrückt.

4.1.3: Flush

Bei einer Histaminintoleranz ist die Haut gesteigert durchblutet. Das Histamin führt zu einer vermehrten Freisetzung von Stickstoffmonoxid, das die Blutgefäße erweitert. Dadurch, dass mehr Blut durch die Adern fließt, ist die Haut gerötet und wärmer. Wenn dies im Gesicht auftritt, so bezeichnet man dieses Phänomen als Flush.

4.2: Symptome des Gehirns

Durch die Freisetzung von Stickstoffmonoxid kann das Histamin auch zu einer Erweiterung der Blutgefäße im Gehirn führen. Erweitern sich die Blutgefäße der Hirnhaut, kann es schnell zu Kopfschmerzen kommen. Dieser Prozess ist ähnlich, wie bei einer Migräne. Darüber hinaus können bei einer Histaminintoleranz Symptome wie Schwindel, Übelkeit, Erbrechen und eine verminderte Aufmerksamkeit oder verstärkte Müdigkeit entstehen.

4.3: Symptome des Herz-Kreislauf-Systems

Wenn durch das Histamin auch die Weite der Koronargefäße des Herzens erweitert wird, kann es zu Herzrasen oder Herzstolpern kommen. Werden jedoch die Gefäße in der Körperperipherie verändert, kann es bei einer sehr hohen Histaminkonzentration sogar zu einem Schock mit Blutdruckabfall und schnellem Herzschlag kommen. Werden zum Beispiel die Gefäße in den Beinen erweitert, versackt das Blut quasi in den Beinen und kann nicht zum Herzen zurücktransportiert werden. Die Folge ist, dass das Herz auch nur wenig neues Blut in den Körperkreislauf pumpen kann. Eine Histaminintoleranz führt jedoch nur sehr selten zu einem anaphylaktischen Schock.

4.4: Symptome des Magen-Darm-Traktes

Histamin erhöht im Magen die Magensäureproduktion. Auch die Darmmuskeln arbeiten durch Histamin stärker, als vorher. Die Symptome im Verdauungstrakt sind daher häufig Bauchschmerzen oder Krämpfe, Durchfall und Blähungen. Diese Symptome treten verstärkt bei erhöhter Histaminzufuhr durch Lebensmittel auf.

4.5: Symptome im Genitalbereich

Bei Frauen wird Histamin vor allem in der Gebärmutter und im Eierstock produziert. Dadurch soll die Konzentration des weiblichen Geschlechtshormons Östrogen erhöht werden. Das Östrogen führt bei der monatlichen Regelblutung dazu, dass sich die Gebärmutter zusammenzieht. Ist die Konzentration erhöht, entstehen dabei krampfartige Schmerzen. Beschwerden während der Regelblutung erweisen sich daher manchmal als Symptome einer Histaminintoleranz.

In der Schwangerschaft können sich die Hormonschwankungen jedoch auch positiv auswirken: Oftmals verschwinden die Symptome der Histaminintoleranz.

4.6: Symptome der Atemwege

Manche Patienten entwickeln Symptome einer Histaminintoleranz, während oder kurz, nachdem sie eine histaminreiche Mahlzeit oder auch Alkohol zu sich genommen haben. Sie klagen dann über eine laufende oder aber eine verstopfte Nase. In extremen Situationen kann sich sogar ein Asthmaanfall, einhergehend mit schwerer Atemnot entwickeln.

Patienten, die bereits unter Asthma leiden, bauen zudem durch ein bestimmtes Enzym weniger Histamin ab, als ein gesunder Mensch. Dadurch steigt der Histaminspiegel auch dann, wenn überhaupt keine histaminreiche Nahrung gegessen wird. Histamin lagert sich bei ihnen in den Bronchien ab und löst die Symptome aus.

4.7: Zusammenfassung

Wenn die Histaminkonzentration steigt, kann dies unter Umständen unterschiedliche Symptome auslösen. Es ist aber auch möglich, dass nur einzelne Symptome auftreten. Wenn Betroffene einer Histaminintoleranz auf eine histaminreiche Ernährung oder auf auslösende Medikamente verzichten, verschwinden in der Regel auch die Histaminintoleranz-Symptome vollends.

Zweiter Abschnitt: Praxistipps

Erstes Kapitel: Teste dich selbst

Wenn du den Eindruck hast, bestimmte Nahrungsmittel nicht gut zu vertragen, fehlen dir eventuell bestimmte Verdauungsenzyme. Du kannst jetzt testen, ob bei dir möglicherweise ein solcher Enzymmangel vorliegen könnte.

Bitte beachte: Dieser Test kann dir nur erste Hinweise darauf liefern, wie hoch die Wahrscheinlichkeit ist, dass bei dir eine Unverträglichkeit gegen Histamin vorliegen könnte. Dieser Test ersetzt in keinem Fall den Besuch bei einem Arzt oder einer Ärztin. Nur dort kann man deinem Verdacht nachgehen und weitere Tests beziehungsweise Untersuchungen durchführen.

- Hast du nach dem Genuss von Rotwein oder Sekt häufiger rote Flecken im Gesicht oder am Hals?
- Hast du allergieartige Symptome nach dem Verzehr von vergorenen oder fermentierten Lebensmitteln?
- Fühlst du dich nach dem Verzehr von Bananen oder anderen exotischen Früchten wie zum Beispiel Ananas, frischen Feigen, Papaya oder Avocados unwohl?
- Reagierst du mit Hautausschlag oder Magenkrämpfen auf gepökelte oder geräucherte Fleisch- und Wurstwaren?
- Dein Arzt oder deine Ärztin hat bislang keine Allergie oder andere Krankheit festgestellt, aber du leidest trotzdem an diffusen Symptomen wie Juckreiz und laufender Nase, Durchfällen oder Kopfschmerzen beziehungsweise Migräne?

- Hast du im Laufe der Zeit eine Abneigung gegen Tomaten oder Spinat entwickelt?

- Leidest du an einer entzündlichen Darmerkrankung und viele Lebensmittel verursachen bei dir ähnliche Allergie-Symptome?

AUSWERTUNG: Wenn du die Hälfte der Fragen mit „Ja" beantwortet hast, solltest du einen Arzt oder eine Ärztin aufsuchen und um eine entsprechende Untersuchung bitten. Als Selbstmaßnahme könntest du über eine Nahrungsumstellung nachdenken und auf histaminreiche Lebensmittel verzichten. Alternativ gibt es in der Apotheke rezeptfreie Nahrungsergänzungsmittel, die dir das fehlende Enzym ersetzen. Diese Kapseln werden vor dem Essen eingenommen, insbesondere vor histaminreichen Mahlzeiten. Die Symptome sollten danach verschwinden.

Zweites Kapitel: Die Diagnose

2.1: Ernährungstagebuch

In eine Tabelle sollte möglichst lückenlos eingetragen werden, zu welcher Uhrzeit du etwas gegessen und getrunken hast. Auch Genussmittel, Nahrungsergänzungsmittel, Stärkungsmittel und Medikamente solltest du eintragen. Ebenso solltest du notieren, wann welche Symptome in welcher Heftigkeit aufgetreten sind. Notiere möglichst auch den Namen und den Hersteller aller verzehrten Produkte. Auch die Soßen, Gewürzmischungen etc. gehören in dein Protokoll. Wenn du dir nicht sicher bist, bewahre einfach die Verpackungen auf, um auch später noch die genaue Zusammensetzung der Zutaten und Zusatzstoffe prüfen zu können. Diese Aufzeichnungen sind zwar aufwändig, trotzdem solltest du sie mindestens mehrere Tage, besser noch mehrere Wochen führen. Je länger du das Ernährungsprotokoll führst, desto sicherer wirst du die unverträglichen Nahrungsmittel identifizieren können. Wenn du jedoch unter ernsten medizinischen Problemen leidest, solltest du nicht zögern, sofort einen Arzt aufzusuchen.

Bei einem Verdacht auf eine Unverträglichkeit oder Allergie gegen bestimmte Nahrungsmittel kannst du prinzipiell auch selbstständig eine Eliminationsdiät ausprobieren. Dazu musst du dich aber gut mit Ernährungslehre, Lebensmittelkunde, Allergien und Unverträglichkeiten auskennen. Der Vorteil: Du kannst bereits mit deinen konkreten Beobachtungen zum Arzt gehen. Wenn du ihm bereits bestimmte Lebensmittel, die dir Beschwerden bereiten, nennen kannst, wird die Diagnose wesentlich einfacher. Der Nachteil: Wenn mittels einer Eliminationsdiät deine Symptome verschwinden, kann der Arzt bei seinen Untersuchungen gewisse Anzeichen für eine Erkrankung, wie zum Beispiel hohe Histaminwerte oder Anzeichen für eine Entzündung nicht mehr feststellen. Bestimmte laboranalytische Untersuchungen oder gegebenenfalls eine Darmspiegelung sollten immer durchgeführt werden, wenn die Symptome noch vorhanden sind. Je nachdem ist es manchmal besser, kein Lebensmittel wegzulassen und zunächst nur ein sorgfältiges Ernährungstagebuch zu führen.

Beispiel für eine Ernährungstabelle:

Datum/Zeit	Menge	Lebensmittel	Medikament	Symptom	Intensität
Nachts					
Morgens					
Vormittags					
Mittags					
Nachmittags					
Abends					
Nachts					

2.2: Die Wahl des richtigen Arztes

Im Grunde genommen kann dich jeder Allgemeinmediziner oder bei der Feststellung einer Histaminintoleranz beraten und begleiten. Unter Umständen wird eine Differenzialdiagnose durch Fachärzte oder Labors notwendig, die der behandelnde Arzt einleiten wird. Vielleicht wird er zusätzlich eine Ernährungsberatung empfehlen oder entsprechende Medikamente verschreiben.

Leider fehlt vielen Allgemeinmedizinern das hierfür erforderliche Spezialwissen. Vor einer Behandlung solltest du dich bei deinem Arzt erkundigen, ob er sich mit der Diagnose von Allergien und anderen Unverträglichkeiten auskennt.

Möglich wäre auch, dass dein Hausarzt dich an einen Spezialisten oder an eine spezialisierte Klinik überweist. Die Wartezeiten sind allerdings sehr lang.

Wenn du eine Ernährungsberatung in Erwägung ziehst, muss dein

Arzt diese vorab verordnen, da die Krankenkasse ansonsten die Kosten nicht übernimmt.

Wenn du nirgends die richtige Unterstützung findest, bleibt noch die Möglichkeit, selbst mit Nahrungsmitteln zu experimentieren. Dies muss jedoch gezielt durchgeführt werden, mal dieses, mal jenes einfach nur wegzulassen, bringt dich nicht weiter.

2.3: Das Gespräch beim Arzt

Der Arzt wird versuchen, durch gezielte Fragen deine Vorgeschichte zu ergründen und das Problem genauer einzugrenzen (=Anamnese). Falls nicht schon geschehen, wird er dich bitten, für mindestens zwei Wochen ein Ernährungstagebuch zu führen und dabei die bisherige Ernährung beizubehalten.

Für den Arzt liegen Indizien für eine Histaminintoleranz vor, wenn

- du unter den entsprechenden, typischen Symptomen leidest, diese ungefähr fünfzehn bis dreißig Minuten nach dem Essen auftreten und nach einigen Stunden wieder abklingen
- es dir bereits gelungen ist, einzelne Auslöser für deine Symptome heraus zu finden
- du bei einer histaminarmen Diät symptomfrei bist oder sich zumindest die Symptome deutlich verringern
- du Medikamente einnimmst, die als DAO-Hemmer bereits bekannt sind. Ein Absetzen dieser Wirkstoffe und die Umstellung der Medikation kann schon eine Besserung mit sich bringen

Diese Kriterien einer Diagnose sind nicht abschließend. Da sie unspezifisch sind, könnten sie auch auf andere Erkrankungen hinweisen.

Eine Histaminintoleranz zu diagnostizieren, stellt auch an den Mediziner eine hohe Anforderung.

2.4: Welche Möglichkeiten bietet die moderne Diagnostik?

Da eine Histaminintoleranz nicht auf Anhieb zu diagnostizieren ist, ist es besonders wichtig, nach allen anderen möglichen Ursachen für deine Symptome zu suchen und diese auszuschließen, sodass am Schluss nur noch die Histaminunverträglichkeit übrig bleibt. Dieses Verfahren wird Differenzialdiagnose genannt. Zahlreiche andere Ursachen oder Erkrankungen können nämlich für deine Symptomatik infrage kommen. Hier ein paar Beispiele für andere Erkrankungen mit ähnlichen Symptomen:

echte, durch Haut- oder Bluttests nachgewiesene Allergien, zum Beispiel Nahrungsmittelallergien, Pollenallergien, Hausstaubmilbenallergie oder Schimmelpilzallergie.

Unverträglichkeiten, zum Beispiel auf Laktose, Fructose, Sorbit oder Salicylat

Autoimmunerkrankungen, wie zum Beispiel Zöliakie, Lupus, Schilddrüsenerkrankungen oder Diabetes.

Oft liegen unterschiedliche Erkrankungen zur gleichen Zeit vor, was die Diagnose nicht einfacher macht. Findet der Arzt eine andere Erkrankung, heißt dies aber nicht, dass nicht auch zusätzlich eine Histaminintoleranz vorliegt.

Die Diagnose einer Histaminintoleranz kann bislang wohl nur als Ausschluss- oder Verdachtsdiagnose erfolgen: Werden nach einer gründlichen Untersuchung andere Ursachen ausgeschlossen, bleibt schließlich nur noch die Vermutung, dass es sich um eine Histaminunverträglichkeit handeln muss.

Daneben kann eine labortechnische Bestimmung der entsprechenden Enzymmenge oder der Konzentration von Histamin in Blut, Urin oder Stuhl Aufschluss über eine mögliche Unverträglichkeit geben. Gesondert betrachtet kann aber durch diese Untersuchungen kein gesichertes

Ergebnis hergeleitet werden. Alle Parameter müssen vielmehr insgesamt zur Diagnose zusammen zu führen, um zu einem Ergebnis zu kommen. Dazu ist es wichtig, dass ein erfahrener Arzt gewählt wurde, der alle Komponenten zu interpretieren weiß.

2.5: Möglichkeiten und Methoden der alternativen Medizin

Die alternative Medizin zählt nicht zu den schulmedizinischen Verfahren, da für ihre Methoden bisher kein wissenschaftlicher Nachweis vorliegt, dass sie tatsächlich wirksam sind. Wir neigen dazu, auf alternative Heilmethoden auszuweichen, wenn man die Schulmedizin nicht mehr weiter kommt. Obwohl die Grundlagen einer Histaminintoleranz bekannt sind und eine erfolgreiche schulmedizinische Behandlung möglich ist, vertrauen viele Patienten eher der alternativen Medizin, da sie davon ausgehen, dass hier eher ein ganzheitlicher Ansatz verfolgt wird und der Mensch als Ganzes betrachtet wird. Der Erfolg der alternativmedizinischen Behandlung stellt sich aber nicht in jedem Fall ein, weswegen ich an dieser Stelle keine Empfehlung aussprechen möchte.

Drittes Kapitel: Rezeptvorschläge

3.1.: Rezepte für dein histaminarmes Frühstück

3.1.1: Frühstücksbrote

Für ein leckeres Frühstücksbrot benötigst du ein gutes Brotgewürz. Dieses kannst du im Handel kaufen. Um sicher zu sein, dass es tatsächlich frei von Histamin ist, solltest du es selbst herstellen. Es ist ganz einfach und geht super schnell.

Zutaten:

3 Esslöffel ganzer Kümmel

1 Esslöffel ganzer Anis

1 Esslöffel ganzer Fenchelsamen

Zubereitung:

Alle Zutaten miteinander mischen und fein mahlen. Dazu kannst du einen Mörser oder zum Beispiel eine Kaffeemühle benutzen. Wenn du dein Mehl selbst mahlst, kannst du es direkt mit in die Getreidemühle geben. Für ein Kilogramm Mehl benötigst du etwa einen Esslöffel des Brotgewürzes.

Brot mit Amaranth und Leinsamen

Zutaten:

400 Gramm Amaranth-Mehl

250 Gramm Hirsemehl

1 Esslöffel Brotgewürz

1 Päckchen Weinstein Backpulver

1 Esslöffel Guarkern-Mehl oder Pfeilwurzelstärke

1 Teelöffel Birkenzucker (Xucker) oder Agavendicksaft, Ahornsirup, Kokoszucker, Honig

1 Teelöffel Salz

1 Esslöffel Leinsamen

100 Gramm gemahlene Haselnüsse

½ Liter Wasser

1 Esslöffel Apfelessig oder histaminfreier Essig

2 Esslöffel Sonnenblumenöl

Zubereitung:

Den Backofen auf 220 Grad vorheizen, einen (noch leeren) feuerfesten Wasserbehälter auf den Boden des Backofens stellen.

Die unterschiedlichen Mehle mit dem Weinsteinbackpulver, dem Salz, den Leinsamen, den Haselnüssen, dem Birkenzucker und dem Brotgewürz gut vermischen.

Den Apfelessig sowie Öl und Wasser in das Mehlgemisch gießen und mit den Knethaken deines Mixers zu einem zähen Teig verrühren.

Eine rechteckige Auflaufform (20 x 30 cm) oder eine Königskuchenform mit Backpapier auslegen, den Teig hineinfüllen und glatt streichen.

Ungefähr ½ Liter Wasser in den Behälter im Backofen gießen und das Brot bei 220 Grad etwa eine Stunde backen.

Aus dem Ofen nehmen und vor dem Anschneiden auskühlen lassen.

Dieses Brot mit Amaranth und Leinsamen ist besonders nahrhaft und schmeckt wunderbar nussig. Mit verschiedenen Kernen kannst du für etwas Abwechslung sorgen. Dieses Brot ist Gluten frei, ohne Milch, Laktose frei und histaminarm.

Kürbiskernbrot

Zutaten:

600 Gramm Typ 700 Dinkelmehl

400 Gramm Naturjoghurt

80 Gramm Butter

2 Teelöffel Salz

1 Teelöffel Natron

2 Teelöffel Backpulver mit Weinstein

100 Milliliter Wasser

eventuell Brotgewürz

zum Bestreuen/Bestreichen:

Kürbiskernöl

Kürbiskerne, Sesam oder anderes Saatgut

Zubereitung:

Den Backofen auf 200 Grad Umluft vorheizen.

Alle Zutaten zu einem geschmeidigen Teig verkneten. Am besten nimmst du dazu die Knethaken deines Handmixers. Du solltest ungefähr 5 Minuten kneten, der Teig darf nicht mehr kleben.

Den Teig aus der Schüssel nehmen, zu einem Brotlaib formen und längs einmal einschneiden. Ab in den Ofen damit und 45 Minuten backen. Bevor du das Brot wieder herausnimmst, solltest du den Stäbchentest machen. Dazu nimmst du einen Schaschlik Spieß oder Ähnliches und stichst in das Brot. Bleibt kein Teig daran kleben, ist dein Brot durchgebacken, ansonsten musst du es noch ein paar Minuten im Ofen lassen.

Dinkelvollkornbrot

Zutaten:

500 Gramm Dinkelvollkornmehl

1 Päckchen Backpulver mit Weinstein

30 Gramm Butter

1 Teelöffel Salz

200 Milliliter Milch

200 Milliliter Wasser

½ Esslöffel Brotgewürz

Zubereitung:

Den Backofen auf 250 Grad Umluft vorheizen.

Das Mehl mit Backpulver und Salz mischen.

Die Butter zerlassen und zusammen mit Wasser und Milch zum Teig geben.

Den Teig mindestens 5 Minuten gut verkneten, bis er geschmeidig ist und nicht mehr klebt.

Eine Kuchenform einölen oder mit Backpapier ausschlagen, den Teig hineinfüllen und glatt streichen.

Oben längs einschneiden und das Brot erst 15 Minuten bei 250 Grad und dann noch einmal 40 Minuten bei 180 Grad ausbacken. Den Stäbchentest nicht vergessen…

Roggen-Knäcke

Wenig Aufwand, keine Hefe, kein Backpulver. Außerdem enthält Roggen wenig Gluten und ist besser verdaulich, als Weizen. Da dieses Knäckebrot weder Milchprodukte, noch Eier enthält, ist es auch für Veganer geeignet.

Zutaten:

130 Gramm Roggenmehl

25 Gramm Leinsamen

40 Gramm Haferkleie

25 Gramm Haferflocken

1 Teelöffel Brotgewürz

9 Gramm Salz (1 gestrichener Teelöffel)

300 Milliliter heißes Wasser

1 Esslöffel Mohn

Je nach Geschmack:

Sesam

Kürbiskerne

Zubereitung:

Den Ofen auf 150 Grad vorheizen.

Das Roggenmehl sollte am besten in der Getreidemühle frisch gemahlen werden. Dabei die Getreidemühle nicht zu fein einstellen. Alternativ kannst du das Mehl auch im Reformhaus frisch mahlen lassen.

Mehl, Brotgewürz, Salz, Haferkleie und Haferflocken gut vermengen und das heiße, nicht mehr kochende Wasser, nach und nach zugeben. Gut verrühren und ungefähr 15 Minuten ruhen lassen. Gib nicht direkt das gesamte Wasser hinzu: Der Teig benötigt je nach Feinheit des Mehles mehr oder weniger Wasser. Er sollte breiig und sehr klebrig sein, sich aber noch gut verstreichen lassen.

Ein Backblech mit Backpapier auslegen und den Teig ca. 2 mm, also dünn, darauf streichen. Achte darauf, dass du den Teig in der Mitte des Backbleches nicht zu dick aufstreichst, beziehungsweise am Rand nicht zu dünn.

Mit Samen wie Mohn, Sesam, Haferflocken oder Kürbiskernen bestreuen.

Für ungefähr 20 - 25 Minuten backen, anschließend wieder aus dem Ofen nehmen und mit einem glatten Messer in Scheiben schneiden. Die Scheiben müssen noch nicht ganz durchgeschnitten sein, Sollbruchstellen reichen aus.

Danach weitere 20 Minuten backen.

Den Teig wieder aus dem Ofen nehmen und an den Sollbruchstellen in einzelne Scheiben brechen. Vom Backpapier lösen und umdrehen.

Danach noch weitere 20 - 30 Minuten backen, bis die Brotscheiben schön knusprig sind.

Je dicker der Teig ist, desto länger ist die Backzeit, insgesamt.

Fladenbrötchen

Diese Brötchen sind schnell gemacht und schmecken lecker. Am besten schmecken sie frisch, sie lassen sich aber auch gut einfrieren und aufbacken.

<u>Zutaten für sechs Brötchen:</u>

250 Gramm Weizen-, Dinkel- oder Roggenvollkornmehl (Roggenmehl muss aber eins zu eins mit einem anderen Mehl gemischt werden)

1 Prise Salz

1 Teelöffel Brotgewürz

125 Milliliter Wasser mit Kohlensäure

125 Milliliter Milch

Zum Bestreuen: Sesam, Leinsamen, Kürbiskerne oder Sonnenblumenkerne

<u>Zubereitung:</u>

Den Backofen auf 250 Grad vorheizen.

Das Vollkornmehl in eine Schüssel geben, Wasser und Milch zufügen und gut verrühren.

Ein Backblech mit Backpapier auslegen und kleine Teighäufchen darauf legen. Die Häufchen glatt streichen und etwas platt drücken, sie sollten nicht höher sein, als 1 ½ Zentimeter.

Die Fladen mehrmals mit einer Gabel einstechen und je nach Geschmack mit Körnern bestreuen.

Bei 250 Grad für ungefähr 15 Minuten backen.

3.1.2: Frühstücks-Shakes

Beeren-Shake

Mit einem gesunden Shake startest du gut in den Tag. Er ist erfrischend und gibt dir Energie für einen guten Start in den Tag.

Zutaten:

100 Gramm Beeren, zum Beispiel Himbeeren, Heidelbeeren, Brombeeren, Blaubeeren

2-3 Esslöffel Zucker, zum Beispiel Traubenzucker, Haushaltszucker, Erythrit (Xucker)

500 Gramm Kefir aus Kuhmilch, Schafsmilch oder Sojamilch

Zubereitung:

Den Kefir, die Beeren und den Zucker in einen Mixer geben und pürieren. Alternativ kannst du auch einen hohen Becher und einen Stabmixer verwenden.

Da der Shake von Natur aus etwas säuerlich ist, kannst du noch eine halbe Banane hinzu fügen, falls die Menge an Zucker für dich nicht ausreicht.

Milch aus Cashew-Kernen

Milch aus Cashew-Kernen kommt dem Geschmack von Kuhmilch sehr nahe, ist insgesamt aber wesentlich verträglicher. Außerdem lässt sie sich leicht zubereiten.

Schmeckt besonders gut zu Müsli!

Zutaten:

150 Gramm Cashew-Kerne

500 Milliliter Wasser

2 Teelöffel Reissirup, Ahornsirup oder Agavendicksaft

Zubereitung:

Die Cashew-Kerne mindestens drei Stunden, besser noch über Nacht, in Wasser einweichen. Grundsätzlich reichen 100 Gramm Kerne aus. Nimmst du jedoch 150 Gramm, wird die Milch cremiger und geschmacklich intensiver.

Das Einweichwasser kannst du wegschütten.

Die Cashew-Kerne zusammen 500 Millilitern lauwarmem Wasser in den Mixer geben und ungefähr zwei Minuten mixen. Alternativ kannst du ein hohes Gefäß und einen Stabmixer verwenden. Die Kerne sollten fein gemahlen sein und nur noch in einer sandähnlichen Form zu sehen sein.

Die entstandene, weiße Flüssigkeit durch ein feines Sieb seihen, alternativ kannst du auch ein feuchtes Baumwolltuch oder durch eine Nylonstrumpfhose dafür verwenden. Die Flüssigkeit gut ausdrücken. Wenn du es etwas süßer magst, kannst du bedenkenlos mit etwas Süßungsmittel nach süßen.

Erdbeer-Shake

Fruchtig und lecker für einen gesunden Start in den Tag. Wenn möglich, verwende frische Zutaten, im Winter kann man auch auf Tiefkühl-Produkte zurück greifen.

Zutaten:

200 Gramm Erdbeeren

300 Milliliter Milch (Kuh- oder Schafsmilch)

Zubereitung:

Die Erdbeeren in Stücke schneiden und zusammen mit der Milch im Mixer zu einem Shake vermischen. Wenn du keinen Mixer hast, reichen auch ein hohes Gefäß und ein Pürierstab.

Melonen-Shake

Dieser Shake wirkt belebend und eignet sich daher besonders zum Frühstück. Insbesondere, wenn du früh aufstehen musst, aber noch nicht essen magst, stärkt die Melone deine Immunabwehr.

Zutaten:

500 Gramm Honigmelone

400 Milliliter Kokosmilch

1 Esslöffel Honig

Zubereitung:

Alle Zutaten im Mixer oder mit dem Pürierstab zu einem geschmeidigen Smoothie verarbeiten.

3.1.3: Müsli und Porridge

Porridge mit Kokosnuss und Mandeln

Wenn du ein warmes Frühstück am Morgen liebst, solltest du einmal diese Alternative ausprobieren. Dieser Brei enthält weder Getreide, noch Milch und ist auch für Lebensmittelallergiker geeignet.

Zutaten:

2 Esslöffel Mandelmus

20 Gramm Kokosraspel

½ Teelöffel Zimt

1 Teelöffel Honig, Agavendicksaft oder Ahornsirup

6 Esslöffel vollfette Kokosmilch

Zubereitung:

Alle Zutaten gut miteinander vermischen, in einen Topf umfüllen und erwärmen. Wenn du magst, kannst du deinen Porridge mit Mandelblättchen garnieren.

Grießbrei

Ein weiteres warmes Frühstück ist dieser leckere Grießbrei. Kalt kann man ihn auch als Dessert genießen.

Zutaten:

50 Gramm Weizen-, Dinkel- oder Reisgrieß

1 Stich Butter

40 Gramm Honig, Traubenzucker oder Reissirup

500 Milliliter Milch

Je nach Geschmack: Zimt

Zubereitung:

Die Milch in einem Topf leicht erhitzen (nicht kochen) und Salz, Honig, Traubenzucker oder Reissirup sowie die Butter einrühren.

Wenn die Milch heiß ist, den Grieß einrühren. Auf hoher Stufe unter ständigem Umrühren köcheln lassen, bis der Grieß etwas dicker geworden ist. Dann die Temperatur reduzieren und weiter rühren. Wenn der Grieß so fest ist, dass er nicht mehr vom Löffel fließt, ist er fertig.

Wenn du magst, kannst du nun etwas Zimt einrühren.

Haferflocken mit Chia-Samen und Kokos

Dieses Frühstück ist besonders gut bekömmlich: Haferflocken und Chia-Samen werden über Nacht eingeweicht. Achte bei diesem Rezept auf möglichst frische Zutaten.

Zutaten:

300 Milliliter Milch: Kuh-, Reis- oder Kokosmilch

40 Gramm Flocken: Hafer, Dinkel oder Weizen

1 Esslöffel Chia-Samen

1 Esslöffel Cranberries, Rosinen oder Kirschen

1 Esslöffel Kokosraspel

1 Teelöffel Reis- oder Ahornsirup, Agavendicksaft oder Honig

Zubereitung:

Flocken in die Milch einrühren und kurz aufkochen.

Chia-Samen, Kokosraspel und Cranberries, Rosinen oder Kirschen zugeben und mit Vanillezucker und mit Sirup je nach Geschmack süßen.

Noch ist der Brei relativ flüssig, er stockt aber noch nach.

Über Nacht stehen lassen und am nächsten Morgen erneut erwärmen. Wenn du magst, kannst du noch frisches Obst hinzufügen.

3.2: Histaminfreie Hauptgerichte

Grundrezept für Pizza Teig

ohne Ei, ohne Hefe, ohne Weizen...

Zutaten:

125 Gramm Dinkelmehl Typ 630

10 Gramm Weinstein Backpulver

60 Milliliter Wasser

10 Milliliter Olivenöl

1 Prise Salz

Zubereitung:

Den Backofen auf 200 Grad Umluft oder 220 Grad Ober-/Unterhitze vorheizen.

Das Dinkelmehl gut mit dem Weinsteinbackpulver und dem Salz in einer Schüssel vermischen. Wasser und Olivenöl hinzufügen und mit Knethaken kneten bis ein glatter, fester Teig entstanden ist.

Mit leicht bemehlten Händen aus dem Teig eine Kugel formen. Ein Backblech mit Backpapier auslegen, die Teigkugel darauf legen und zu einer runden Pizza ausrollen. Nun kann die Pizza nach Belieben und je nach Verträglichkeit belegt werden. Ungefähr 10 bis 12 Minuten backen.

3.2.1: Fleischgerichte

Sesam-Hähnchen-Sticks

Diese Sticks lieben alle. Besonders bei Kindern beliebt, ist dieses Gericht einfach gezaubert und steht schnell auf dem Tisch. Und das

Beste: die Sticks schmecken auch kalt.

Zutaten:

Hühnerbrust

Salz

Pfeffer

Weizen- oder Dinkelmehl

1 Ei

Kuh- oder Schafmilch

Semmel- oder Dinkelbrösel zuzüglich circa 1/3 Sesam

Olivenöl zum Ausbacken

Zubereitung:

Die Hühnerbrust in mundgerechte Streifen schneiden, salzen, pfeffern und in Mehl wälzen.

Das Ei mit etwas Milch verquirlen und die bemehlten Stücke in der Masse wenden.

Die Semmel- oder Dinkelbrösel Brösel mit dem Sesam mischen und die Hähnchenstücke damit panieren.

Das Oliven-Öl ungefähr 1-2 cm hoch in eine hohe Pfanne füllen und gut erhitzen.

Die Fleischstücke für circa 5-8 Minuten goldbraun ausbacken, aus der Pfanne nehmen und auf Küchenpapier das Fett abtropfen lassen.

Als Beilage passen dazu Reis, Salat, Pommes Frites oder Bratkartoffeln

Susanne Reiner

Lammfrikadellen

Aus frischem Lammfleisch, ohne Mehl, Ei und Milch sind die Frikadellen auch für Nahrungsmittel-Allergiker geeignet. Als Beilage passt zum Beispiel Curryreis, Kartoffelpüree oder eine Paprikasoße.

Zutaten:

750 Gramm gehacktes Lammfleisch

1 Zwiebel

2 Teelöffel Kreuzkümmel

1 Knoblauchzehe

1 Esslöffel frisch gehackte Petersilie

Salz, Pfeffer zum Abschmecken

1 Esslöffel Olivenöl zum Anbraten

Zubereitung:

Zwiebel und Knoblauch abziehen und fein hacken. Mit den übrigen Zutaten gut vermischen und Frikadellen formen. Das Olivenöl in der Pfanne erhitzen und die Frikadellen darin schön braun braten. Ab und zu mal wenden.

Cordon Bleu

Ein Klassiker, aber mit Käse und Schinken gefüllt immer wieder lecker...

Zutaten:

2 Stücke Putenbrust- oder Truthahnfilets

2 Scheiben Schinken

2 Scheiben Gouda

1 Ei

Weizen- oder Dinkelmehl

Semmel-, Dinkel- oder Weizenbrösel

Salz, Pfeffer

Sonnenblumen-, Raps- oder Olivenöl zum Braten

<u>Zubereitung:</u>

Zunächst einmal die Fleischscheiben mit Frischhaltefolie abdecken und vorsichtig etwas dünner klopfen.

Danach Schnitzel mit Salz und Pfeffer von beiden Seiten würzen und bis zur Hälfte mit Schinken und grob geriebenem Gouda belegen.

Die andere Hälfte darüber klappen und etwas festdrücken.

Die Schnitzel zuerst in Mehl wenden und vorsichtig das überschüssige Mehl abklopfen. Wenn sie gut mit Mehl bedeckt sind, fallen sie nicht mehr auseinander und du brauchst sie nicht mit Zahnstochern zusammenhalten.

Das Ei mit einer Gabel verquirlen, die Schnitzel von beiden Seiten eintauchen und dann in den Bröseln wenden.

Das Öl in einer etwas höheren Pfanne erhitzen, die Schnitzel schwimmend ausbacken und das Fett anschließend auf Küchenpapier abtropfen lassen.

Gefüllte Paprika

Dieses Rezept lässt sich ganz einfach zubereiten. Durch die Reisfüllung macht es zudem lange satt.

Susanne Reiner

Zutaten:

200 Gramm Vollkorn- oder Basmati-Reis

300 Gramm Geflügelfleisch: Pute, Huhn oder Truthahn

4 rote Paprikaschoten

1 Zwiebel

4 Möhren

2 Zehen Knoblauch

2 Kugeln Mozzarella

Salz, Pfeffer

Zubereitung:

Den Reis nach Packungsanweisung kochen.

Die Zwiebel und den Knoblauch abziehen und fein würfeln, das Fleisch in mundgerechte Stücke schneiden.

Fleisch, Zwiebeln und Knoblauch in einer Pfanne kurz anbraten.

Den Deckel der Paprikas abschneiden und das Innere entfernen.

Die Möhren in feine Scheiben schneiden.

Die Paprika mit dem Reis, der Fleischmasse und den Möhren füllen, salzen und pfeffern.

Danach in Öl anbraten, Wasser hinzufügen und schmoren lassen.

Zum Schluss die Paprika mit dem Mozzarella belegen und im Ofen überbacken, bis der Mozzarella geschmolzen ist.

Speck-Kartoffeln

Dieses Rezept kannst du ganz einfach nach kochen, du kannst es aber auch beliebig abwandeln. Wenn du zum Beispiel den Speck weg lässt und dafür Gemüse verwendest, ist die Ofenkartoffel auch für Vegetarier geeignet.

Zutaten:

2 große Kartoffeln

8 – 10 Scheiben Gouda Käse

8 – 10 Scheiben Schinken oder Schinkenspeck

1 Esslöffel Pesto: Basilikum, Petersilie oder Bärlauch etwas Pfeffer zum Würzen

Zubereitung:

Den Backofen auf 180 Grad vorheizen.

Die Kartoffeln gut abwaschen und mit einem Messer in ungefähr zwei bis drei Zentimeter dicke Scheiben einschneiden. Achte darauf, die Kartoffeln nicht komplett durchzuschneiden.

Die so entstehenden Spalten kannst du mit jeder beliebigen Zutat füllen. Dieses Rezept basiert auf Schinken oder Schinkenspeck mit Gouda Käse. Deiner Fantasie sind aber keine Grenzen gesetzt.

Hast du alle Spalten belegt, kannst du die Kartoffel mit dem Pesto bestreichen und mit Pfeffer würzen. Wenn du Speck verwendest, ist Salz nicht notwendig, ansonsten ist es reine Geschmacksache.

Ein Backblech mit Backpapier belegen und die fertig gefüllten Kartoffeln darauf verteilen. Ungefähr 50 Minuten backen. Die Backzeit hängt natürlich von der Größe der Kartoffeln ab.

Ein bunter, frischer Salat passt hervorragend als Beilage.

Susanne Reiner

Rosmarin-Putenkeule

Gerade Putenfleisch steht im Verdacht, mit Antibiotika belastet zu sein. Daher ist es sicherer, das Fleisch möglichst aus biologischer Haltung zu kaufen. Dafür ist das Putengericht besonders schnell zubereitet und kann mit jeglichen Gemüsesorten angerichtet werden.

Zutaten:

500 Gramm Möhren

250 Gramm Lauch

1 Puten Unterkeule

1 Teelöffel Rosmarin

1 Esslöffel Olivenöl

250 Milliliter Gemüsebrühe

Zubereitung:

Die Möhren schälen und die Enden abschneiden. Dickere Möhren längs halbieren.

Den Lauch waschen und in dicke Scheiben schneiden.

Das Gemüse in eine feuerfeste Form schichten und salzen.

Die Putenkeule mit kaltem Wasser abwaschen, gut salzen, pfeffern, rundherum mit Rosmarin einreiben und auf das Gemüse legen.

Das Olivenöl dazu geben.

Mit Gemüsebrühe angießen und für ungefähr eine Stunde bei 180 Grad im Backofen braten.

Zwischendurch immer wieder mit dem entstandenen Sud übergießen.

Dazu passen Bratkartoffeln, Reis, oder Polenta.

Herzhafte Palatschinken

Zutaten:

2 Esslöffel Butter

2 Eier

100 Gramm Mehl

250 Milliliter Milch: Kuh, Mandel oder Soja

1 Prise Salz

1 Esslöffel Öl

6 Scheiben Schinken

6 Scheiben Gouda Käse

Zubereitung:

Die Butter im Topf zerlassen und mit Eiern, Mehl und Salz vermischen.

Nach und nach die Milch zu gießen und mit einem Schneebesen verquirlen, sodass keine Klumpen übrig bleiben.

Das Öl in der Pfanne erhitzen, ungefähr drei Esslöffel Teig hineingeben und verlaufen lassen. Die Hitze etwas reduzieren und den Teig ausbacken, bis er etwas fester geworden ist.

Die Palatschinke einmal vorsichtig umdrehen und auch auf der anderen Seite backen.

Danach mit je einer Scheibe Schinken und Käse belegen und zusammenrollen.

Wenn du die Palatschinken danach noch einmal in der Pfanne brätst, zerläuft der Käse etwas und die Palatschinke wird besonders cremig und saftig. Das ist aber reine Geschmacksache.

Geflügel-Geschnetzeltes

Wunderbar leichtes Gericht, welches schnell und einfach auf den Tisch gezaubert werden kann.

Zutaten:

500 Gramm Geflügel: Huhn, Pute oder Truthahn

2 Möhren

1 Zwiebel

1 Zucchini

1 Esslöffel Öl: Olive oder Raps

150 Milliliter Gemüsebrühe

1 Esslöffel Schmand

1 Tasse Reis: Vollkorn oder Basmati

1 Bund Petersilie

zum Würzen: Salz, Pfeffer, Paprikapulver

Zubereitung:

Den Reis nach Packungsangabe zubereiten.

Die Zwiebel abziehen und fein würfeln, die Möhren und Zucchini waschen, putzen und in Stifte schneiden. Das Geflügel in mundgerechte Stücke zerkleinern.

Das Öl in einer Pfanne erhitzen und das Fleisch rundherum anbraten, danach die Zwiebelwürfel zufügen.

Wenn die Zwiebel glasig ist, das Gemüse zufügen und mit braten.

Mit der Gemüsebrühe ablöschen und für ungefähr zehn Minuten leicht köcheln lassen.

Den Schmand hinzugeben und wenn nötig, mit Speisestärke andicken.

Zum Schluss die Petersilie fein hacken und über das fertige Gericht streuen.

Putenfrikadellen

Einfach, lecker und auch kalt unwiderstehlich…

Zutaten:

500 Gramm Hackfleisch aus Pute

1 Ei

1 Scheibe hefefreies Brot, zum Beispiel Dinkel

1 Zwiebel

1 Bund Petersilie

1 Knoblauchzehe

2 Esslöffel edelsüßes Paprikapulver

Salz, Pfeffer

Öl zum Braten

Zubereitung:

Das Brot in Wasser einweichen und ausdrücken.

Die Zwiebel würfeln und in etwas Fett leicht andünsten.

Den Knoblauch ebenfalls fein würfeln und kurz zu der Zwiebel ins Fett geben.

Die Petersilie fein hacken.

Das Hackfleisch, die Brotmasse, Zwiebeln und den Knoblauch gut mit dem Ei und der gehackten Petersilie vermischen und mit Salz, Pfeffer und dem Paprikapulver abschmecken.

Mit feuchten Händen schöne Frikadellen formen und im heißen Öl von jeder Seite ungefähr 5-7 Minuten braten, bis sie schön braun und knusprig sind.

Asiatische Nudelpfanne

Wer es etwas exotischer mag, sollte die asiatische Nudelpfanne probieren…

Zutaten:

200 Gramm chinesische Nudeln

200 Gramm Fleisch: Schwein, Huhn oder Pute

3 Frühlingszwiebeln

1 rote Paprika

2 Möhren

250 Milliliter Gemüsebrühe

2 Esslöffel Sojasoße

2 Esslöffel Öl

Soßenbinder oder Stärkemehl zum Andicken

Salz, Pfeffer, Sojasoße

Zubereitung:

Die Nudeln nach Packungsanweisung kochen und abgießen.

Das Fleisch in mundgerechte Stücke schneiden und in heißem Öl scharf anbraten.

Die Nudeln im kochenden Salzwasser nach Packungsaufschrift gar kochen und abseihen.

Die Frühlingszwiebeln abziehen, waschen und in ungefähr 2 Zentimeter lange Stücke schneiden. Die Paprikaschote ebenfalls waschen, entkernen und in Streifen schneiden. Die Möhren putzen, schälen und grob raspeln oder aber in dünne Scheiben schneiden.

Das geschnittene Gemüse zum Fleisch in die Pfanne geben und für einige Minuten mit braten.

Brühe, Sojasoße und Stärkemehl in einer extra Schüssel gut miteinander verquirlen, zu den übrigen Zutaten in die Pfanne geben und nochmals mit den Gewürzen abschmecken.

Etwas Öl in einer weiteren Pfanne oder einem Wok erhitzen, die abgetropften Nudeln dazugeben und für ungefähr 3 Minuten braten. Die Gemüse-Fleischmischung hinzuzugeben und ordentlich vermischen.

Wer keine Nudeln mag, kann stattdessen auch Reis verwenden.

Arabischer Bohneneintopf

Eintopf aus weißen Bohnen, Paprika und Fleisch

Zutaten:

400 Gramm Fleisch: Lamm, Geflügel oder Rind

250 Gramm weiße Bohnen aus der Dose

1 grüne Paprika

1 rote Paprika

2 Knoblauchzehen

4 Esslöffel Tomatenmark

½ Teelöffel Chilipaste

Salz, Pfeffer, Paprikapulver

Frischkäse oder Creme fraiche

Olivenöl zum Braten

Zubereitung:

Das Fleisch in mundgerechte Stücke schneiden, also etwas kleiner, als Gulasch. Die Paprika waschen, entkernen und klein schneiden. Den Knoblauch schälen und pressen. Die Bohnen abtropfen lassen und waschen.

Das Olivenöl in einem Topf erhitzen. Das leicht gesalzene Fleisch mit etwas Pfeffer würzen und zusammen mit der grünen Paprika und dem Knoblauch anbraten. Mit Wasser ablöschen und auffüllen, bis es gut bedeckt ist.

Rind oder Lamm müssen nun ungefähr eine Stunde zugedeckt leicht köcheln. Geflügel kann direkt weiter verarbeitet werden.

Die weißen Bohnen und die rote Paprika mit in den Topf geben und so viel Wasser angießen, bis alles bedeckt ist. Tomatenmark, 2 TL Salz, 2 TL Paprikapulver, 1,5 TL Pfeffer, 1-1,5 TL Chilipaste hinzugeben und den Eintopf ca. 20 Minuten abgedeckt leicht kochen lassen, bis er schön sämig geworden ist. Damit nichts anbrennt, ab und zu umrühren.

Zum Eintopf passt Baguette Brot oder Arabisches Fladenbrot.

Wer es nicht ganz so scharf mag, kann die Würze mit etwas Creme fraiche oder Frischkäse abmildern.

Fleisch mit Curry-Sahne-Soße

Hier kannst du etwas herum probieren, jede Fleischsorte ist erlaubt. Da dieses Gericht im Backofen zubereitet wird, benötigst du eine feuerfeste Form.

1 Kilogramm Fleisch

20 Gramm Mehl

30 Gramm Butter

400 Milliliter süße Sahne (zwei Becher)

2 Ecken Schmelzkäse

Salz, Pfeffer, Currypulver, Paprikapulver

Zubereitung:

Den Backofen auf 220 Grad vorheizen. Die Auflaufform einfetten und das Fleisch hineinlegen. Mehl und Butter vermengen, aus der Mischung eine Kugel formen und ebenfalls in die Form geben. Sahne und Gewürze verquirlen und über das Fleisch sowie die Butterkugel gießen. Die Auflaufform zudecken und im vorgeheizten Backofen bei

220 Grad für etwa eine Stunde gar werden lassen.

Das Fleisch herausnehmen, in Scheiben schneiden und warm stellen. Den Schmelzkäse klein schneiden, zur Flüssigkeit in die Auflaufform geben und so lange verrühren, bis eine cremige Soße entstanden ist.

Zu diesem Gericht passt jede Beilage: Je nach Geschmack kannst du Kartoffeln, Reis, Nudeln oder Kroketten wählen.

Spaghetti Bolognese

Eine klassische Hauptspeise für die ganze Familie. Schmeckt übrigens mit jeder Sorte Nudeln. Hier sind Vollkorn-Spaghetti die erste Wahl.

Dieses Gericht kannst du gut in größeren Mengen zubereiten und einfrieren.

Tipp: Mit frischen Kräutern schmeckt's besser.

Zutaten:

Vollkorn-Spaghetti

Für die Soße:

250 Gramm Hackfleisch: Geflügel oder Rind

250 Milliliter Gemüsebrühe

250 Milliliter Saft: Cranberries oder rote Trauben

250 Gramm rote Paprika

1 große Zwiebel

2 Möhren

1 Bund Schnittlauch

2 Esslöffel Öl zum Braten: Olive oder Raps ein Schuss Essig zum Würzen: Oregano, Rosmarin, Thymian

Zubereitung:

Die Zwiebel abziehen und in kleine Würfel schneiden, die Möhren waschen, putzen und klein raspeln.

Zunächst die Zwiebel in heißem Öl glasig dünsten dann das Hackfleisch zugeben und schön braun anbraten.

Den Schnittlauch in kleine Röllchen schneiden. Wenn das Fleisch durchgebraten ist, die Möhrenraspel und Schnittlauchröllchen hinzugeben und die Gemüsebrühe angießen. Ungefähr 20 Minuten köcheln lassen.

Die Paprika waschen und die Kerne entfernen. Die Stücke im Mixer oder mit dem Pürierstab pürieren.

Den Cranberry- oder Traubensaft mit einem Schuss Essig verrühren, das Paprikapüree zufügen und alles gut miteinander verrühren. Die Soße auf niedriger Temperatur mindestens für 1,5 Stunden einkochen lassen. Dabei gilt: Je länger sie kocht, umso besser schmeckt sie. Auf jeden Fall muss die Soße eine dickflüssige Konsistenz erhalten.

In der Zwischenzeit die Nudeln nach Packungsangabe zubereiten.

Ungefähr 30 Minuten vor Ende der Kochzeit die Soße mit Salz, Pfeffer und je nach Geschmack mit den Gewürzen abschmecken. Nicht vergessen, die Nudeln rechtzeitig aufzusetzen, damit sie zeitgleich mit dem Ragout fertig sind. Nach Ende der Kochzeit die Lorbeerblätter entfernen.

3.2.2: Fischgerichte

Viele Fischsorten enthalten Histamin. Je nachdem, wie stark die Unverträglichkeit bei dir ausgeprägt ist, kann es sein, dass du keinen

Fisch verträgst. Solltest du hingegen auf Fisch nicht allergisch reagieren, kannst du diese Rezepte gerne ausprobieren.

Nudeln mit Lachs Soße

Dies ist ein schnell zubereitetes Gericht, welches absolut familientauglich ist. Mit Spaghetti als Beilage wird es sogar von Kindern geliebt. Ein absoluter Omega-3-Fettsäuren Booster

Zutaten:

400 Gramm Lachs Filet

1 Esslöffel Butter oder Margarine

300 Milliliter süße Sahne (1,5 Becher)

1 Teelöffel Mehl, vorzugsweise Vollkornmehl, alternativ Soßenbinder

Pfeffer, Salz, gekörntes Gemüsesuppenpulver, Dill

Zubereitung:

Die Lachsfilets mit Salz und Pfeffer würzen und in der Butter oder Margarine anbraten. Erst dann in kleine Stücke zerteilen und mit der süßen Sahne aufgießen.

Das Mehl zum Abbinden der Soße einrühren und kurz aufkochen lassen. Alternativ kannst du auch Soßenbinder verwenden.

Zum Schluss je nach Geschmack mit dem gekörnten Gemüsesuppenpulver abschmecken und mit gehacktem Dill verfeinern.

Dazu passen alle Arten von Nudeln.

Tagliatelle a la Scampi

Ein köstliches Gericht für einen besonderen Anlass, dabei aber einfach und schnell gekocht...

Zutaten:

2 Esslöffel Öl: Sonnenblumen, Raps, Oliven

150 Gramm Porree

400 Gramm Garnelen, frisch oder tiefgekühlt

200 Milliliter süße Sahne (ein Becher)

Pfeffer, Salz, 1 Bund Schnittlauch

Tagliatelle

Zubereitung:

Die Tagliatelle nach Packungsanweisung gar kochen und beiseitestellen.

Bei Tiefkühlware die Scampi auftauen und mit Küchenpapier gut trocken tupfen. Frische Scampi abwaschen und trocken tupfen.

Den Porree in Ringe schneiden, gut abwaschen und in einer Pfanne mit heißem Öl anbraten.

Die Scampi hinzufügen und mit braten.

Alles mit der süßen Sahne ablöschen und köcheln lassen, bis die Soße nicht mehr ganz so flüssig ist. Bei Bedarf kannst du einen Soßenbinder für helle Soßen verwenden.

Den Schnittlauch waschen, in grobe Stücke schneiden und in die Soße streuen.

Die Soße zu den fertigen gekochten Tagliatellen reichen.

Dieses Gericht kannst mit allen Nudelsorten kombinieren, zum Beispiel mit Spaghetti.

Lachs-Pizza

Wer sich histaminarm ernährt, muss häufig auf Pizza verzichten. Diese Zeiten sind hiermit endgültig vorbei: Diese Pizzavariation ist histaminarm, aber super lecker!

Zutaten:

150 Gramm Dinkel-Vollkornmehl

100 Gramm Dinkel-Mehl

1 Tiefkühlpackung Lachsfilet, alternativ 200 Gramm frischer Lachs

1 rote Paprikaschote

140 Milliliter warmes Wasser

1 Kugel Mozzarella

Olivenöl

½ Zucchini

Zum Würzen je nach Geschmack: Salz, Pfeffer, Knoblauch Pulver (alternativ: frischer Knoblauch), Zwiebel Granulat (alternativ: frische Zwiebel), Oregano

Zubereitung:

Die Mehle gut miteinander vermischen und Salz sowie Wasser zufügen. Alles mit dem Knethaken zu einem geschmeidigen Teig verkneten. Die Paprika waschen, entkernen, klein schneiden und in einer Pfanne mit Olivenöl weich braten. Mit frischem Knoblauch oder Knoblauchpulver abschmecken. Jetzt die Paprika in ein hohes Gefäß umfüllen, mit einem Pürierstab oder Mixer pürieren und mit den Gewürzen abschmecken. Zucchini waschen und mit Schale in Scheiben schneiden. Den Lachs auftauen, in mundgerechte Stücke schneiden und mit Salz und Pfeffer würzen. Den Mozzarella klein schneiden und den Ofen auf 180 Grad vorheizen.

Ein Backblech mit Backpapier belegen oder gut einfetten, den fertigen Teig darauf ausrollen, mit Paprikasoße, dem Lachs, der Zucchini, dem klein geschnittenen Mozzarella belegen und ungefähr 25-30 Minuten bei 180 Grad backen.

Je nach Verträglichkeit kannst du diesen Pizzateig als Grundrezept nutzen und mit Zutaten deiner Wahl individuell belegen.

Paniertes Fischfilet

Hier kannst du aus der gesamten Palette, die der Einzelhandel dir bietet, auswählen. Ob Pangasius, Rotbarsch oder Seelachs: Alle Fischsorten schmecken mit dieser Panade sehr gut.

Zutaten:

400 Gramm Fischfilet

125 Gramm Reis: Basmati oder Vollkorn

1 Möhre

2 Eigelb

100 Gramm Maismehl

70 Gramm ungesüßte Cornflakes

Salz und Dill zum Abschmecken

Etwas Öl zum Braten

Zubereitung:

Den Reis nach Packungsangabe gar kochen.

Wenn du tiefgekühltes Fischfilet verwendest, musst du es rasch auftauen, damit sich kein Histamin bildet. Das gelingt am schnellsten in der Mikrowelle. Die aufgetauten Stücke kurz abspülen und mit Küchenpapier trocken tupfen. Mit Dill und Salz würzen. Je nach Verträglichkeit kann auch Pfeffer verwendet werden.

Die Eigelbe verquirlen und das Maismehl in einen flachen Teller geben. Die Cornflakes grob zerbröseln. Die Filets zuerst im Maismehl wenden, dann durch das verquirlte Eigelb ziehen und zuletzt mit den grob zerbröselten Cornflakes panieren. Die Masse gut andrücken.

Etwas Öl in einer Pfanne erhitzen und die Filets in etwa zehn Minuten von beiden Seiten goldbraun braten.

Ofen-Fisch

Eine tolle Hauptspeise ist dieser Fisch, der im Ofen zubereitet wird. Einfach nur mit Zitrone, Rosmarin und gutem Fett gewürzt, passt er hervorragend zu einem frischen Salat oder auch zu jeglicher Art von Gemüse. Auch für Low-Carb-Fans. Es ist nicht viel zu tun, die Hauptarbeit erledigt der Backofen.

Zutaten:

2 Esslöffel Kokosöl, Olivenöl oder Ghee

400 Gramm Fischfilet: Rotbarsch, Seelachs oder Kabeljau

1 Teelöffel Rosmarin

1 Zitrone

1 Prise Salz

Zubereitung:

Den Backofen auf ungefähr 180 Grad vorheizen. Eine feuerfeste Form mit dem Fett auspinseln. Das Fischfilet abwaschen, mit einem Küchentuch vorsichtig trocknen und auf den Boden der Form legen. Die obere Seite mit Salz und Rosmarin würzen. Die Zitrone auspressen und die Hälfte des Saftes über den Fisch geben. Ein wenig Fett auf dem Fisch verteilen, die Zitronenschalen grob zerkleinern und den Fisch damit garnieren. Dann alles in den Backofen stellen und für ungefähr 15 Minuten garen lassen. Je nach Geschmack kann der restliche Zitronensaft zum Fisch gereicht werden. Zum Ofen-Fisch passen alle Beilagen und sämtliche Gemüsesorten der Saison. Hervorragend schmeckt er in der Kombination mit Spargel.

Fischfilet mit würziger Soße und Kartoffelpüree

Zutaten:

700 Gramm Fischfilet, zum Beispiel Seelachs oder Rotbarsch

2 rote Paprika

2 Zwiebeln

3 Tomaten

Kartoffeln

Rote Chilipaste

etwas Zitronensaft

etwas Öl zum Braten

Zubereitung:

Den Backofen auf 180 Grad vorheizen.

Die Fischfilets gut abwaschen, mit Küchenpapier trocken tupfen, mit etwas Zitronensaft beträufeln und ungefähr 15 Minuten ziehen lassen. Unterdessen die Paprika waschen, entkernen und in feine Streifen schneiden. Die Zwiebeln abziehen und in feine Ringe schneiden. Paprika und Zwiebeln mit etwas Öl in eine Pfanne geben und ungefähr 10 Minuten dünsten. Die Tomaten waschen, den Strunk entfernen und in Scheiben schneiden. Die Hälfte des Gemüses in eine Auflaufform umfüllen und die Tomatenscheiben darauf verteilen. Die mit Zitrone durchgezogenen Fischfilets auf die Tomatenscheiben legen und mit der Chilipaste würzen. Jetzt den Rest Paprika und Zwiebeln darauf verteilen und noch einmal mit Chilipaste würzen. Die Auflaufform in den Backofen stellen und bei 180 Grad für ungefähr 30 Minuten garen.

Das Kartoffelpüree wie gewohnt zubereiten und als Beilage reichen. Genau so gut passt aber auch Reis oder Baguette als Beilage.

3.2.3: Be veggie: Köstlichkeiten ohne Fleisch, nicht nur für Vegetarier

Pfannkuchen

Diese Pfannkuchen ohne Milch kannst du entweder süß oder herzhaft zubereiten.

Zutaten:

300 Milliliter Mineralwasser

200 Gramm Dinkelmehl

30 Gramm Zucker (ungefähr drei Esslöffel)

3 Eier

1 Prise Salz

etwas Öl zum Braten

Zubereitung:

Für diesen milchfreien Pfannkuchenteig wird zunächst das Mineralwasser mit den Eiern verquirlt. Da der Teig sehr schäumt, solltest du ein hohes Gefäß verwenden. Das Dinkelmehl hinzufügen und mindestens eine Minute rühren. Danach den Zucker und das Salz zufügen und noch einmal gut verrühren. Wenn du herzhafte Pfannkuchen zubereiten möchtest, lasse den Zucker bis auf eine kleine Prise einfach weg.

Öl in einer Pfanne erhitzen, aber nicht zu heiß werden lassen. Eine Suppenkelle voll Teig in die Mitte der Pfanne geben und so lange schwenken, bis der Teig sich in der kompletten Pfanne verteilt hat. Dadurch wird der Teig schön dünn. Die Pfannkuchen goldgelb backen und mit Obst belegen oder mit Konfitüre bestreichen. Auch einfach nur mit Zucker bestreut schmecken die milchfreien Pfannkuchen sehr gut, egal, ob kalt oder warm.

Herzhafte Pfannkuchen kannst du mit jeglicher Art von gekochtem Gemüse belegen oder mit Pesto beziehungsweise Käse bestreichen.

Gefüllte Paprika

Dieses Gericht kennen wir als typisches Fleischgericht, aber es geht auch ohne: mit Quinoa

Zutaten:

2 rote Paprikaschoten

125 Gramm Quinoa

330 Milliliter Gemüsebrühe

1 Esslöffel Olivenöl

1 Zwiebel

50 Gramm Butter etwas Koriander, Paprikapulver, Pfeffer

Zubereitung:

Quinoa mit warmem Wasser so lange abspülen, bis das Wasser klar bleibt. Gemüsebrühe nach Anweisung kochen und Quinoa abgedeckt darin 15 Minuten auf kleiner Flamme garen.
Paprikaschoten abwaschen, den Deckel abschneiden und die Innenhäute und Kerne entfernen. Den Koriander waschen, trocken wedeln und fein hacken.
Eine feuerfeste Form mit Öl auspinseln. Die Zwiebel abziehen und fein hacken. Quinoa vom Herd nehmen, wenn noch Wasser übrig ist, dieses abgießen und den Quinoa abkühlen lassen.
Den Backofen schon einmal auf 220 Grad vorheizen (Umluft auf 200 Grad).
Das restliche Öl in einem Topf erhitzen und die Zwiebel braten, bis sie glasig ist. Quinoa und Koriander hinzugeben und gut verrühren. Die Paprika mit der Quinoa-Koriander-Mischung befüllen und den Deckel aufsetzen.
Die fertig gefüllten Paprika mit dem Deckel nach oben in die Auflaufform stellen, die Gemüsebrühe angießen und im vorgeheizten Backofen bei 220 (bei Umluft 200 Grad) Grad für ungefähr 20-25 Minuten garen.

Reibekuchen

Etwas mehr Gemüse, als Kartoffeln: ein gesundes Verhältnis zwischen Vitaminen und Kohlehydraten

Zutaten:

2 Möhren

1 Zwiebel

1 Zucchini

300 Gramm Kartoffeln

50 Gramm Hirsemehl

2 Eier

200 Gramm Joghurt

2 Esslöffel Olivenöl

etwas Salz und Pfeffer

Zubereitung:

Das Gemüse sowie die Kartoffeln waschen, schälen und fein reiben. Mit dem Mehl und Ei vermengen und mit Salz und Pfeffer abschmecken. Falls der Teig noch zu flüssig ist, kann ruhig noch etwas Mehl zugegeben werden. Das Öl in einer Pfanne, idealerweise mit Beschichtung, erhitzen. Mit einem Löffel oder einer Kelle den Teig in das heiße Öl geben und etwas verstreichen, damit die Reibekuchen nicht zu dick werden. Von beiden Seiten knusprig braun braten. Wer es verträgt, kann Apfelkompott dazu essen. Die Reibekuchen schmecken durch die unterschiedlichen Gemüsesorten auch ohne Beilage.

Quiche-Paprika

Einfaches und leckeres Gericht, du solltest aber eine Quiche-Form verwenden.

Zutaten:

250 Gramm Dinkelmehl

125 Gramm Butter

3 rote Paprikaschoten

400 Gramm Feta

5 Stängel frischer Thymian

200 Gramm Quark

3 Eier

4 Esslöffel Wasser

zum Abschmecken: Salz, Pfeffer, Muskatnuss

Zubereitung:

Für den Teig Mehl, Butter, Wasser und Salz so lange kneten, bis er geschmeidig ist und nicht mehr krümelt.

Die Quiche-Form mit Backpapier auslegen oder gut einfetten.

Den Backofen auf 180 Grad vorheizen.

Aus dem Teig eine Kugel formen und gleichmäßig in die Quiche-Form drücken und am Rand etwas nach oben ziehen.

Die Paprika waschen, die Kerne entfernen und fein würfeln. Den Thymian ebenfalls waschen und die Blätter abzupfen. Feta, Quark und Eier zu einer cremigen Masse miteinander verquirlen und mit Salz, Pfeffer und Muskatnuss abschmecken. Paprika und Thymian untermischen und die Masse gleichmäßig auf dem Teig verteilen.

Die Quiche für 50 bis 60 Minuten backen. Sie ist fertig, wenn die Oberfläche schön goldbraun ist.

Diese Quiche schmeckt sowohl warm, als auch kalt.

Polenta mit Gemüse

Polenta ist ein aus Maisgrieß hergestellter fester Brei, der als Beilage in vielen Ländern, zum Beispiel in Italien, Frankreich und Spanien zu einem Fleischgericht gereicht wird. Heute lassen wir das Fleisch weg und bereiten ein Gemüsegericht mit Polenta zu.

Zutaten:

200 Gramm Maisgrieß

30 Gramm gemahlene Mandeln

2 Eier

8 Möhren

2 Zwiebeln

60 Gramm Salat, zum Beispiel Radicchio

15 Gramm Marmelade

15 Milliliter Olivenöl

700 Milliliter Gemüsebrühe

je eine Prise Salz und Pfeffer

Zubereitung:

Die Gemüsebrühe aufkochen und unter ständigem Rühren Maisgrieß und gemahlene Mandeln zufügen. Die Temperatur reduzieren und die Masse ungefähr 15 Minuten köcheln lassen, ab und zu umrühren. Danach den Topf vom Herd nehmen, die Eier einrühren und die Masse mit Salz und Pfeffer abschmecken. Ein Backblech mit Backpapier auslegen und den Polenta Teig zu einem Rechteck ausrollen. Danach den Teig kalt werden lassen.

Inzwischen die Möhren waschen, schälen und grob raspeln. Die Zwiebel abziehen und würfeln.

Etwas Olivenöl in einem Topf erhitzen und die Zwiebeln sowie die Möhren darin dünsten. Marmelade zufügen, nochmals aufkochen und bei verminderter Temperatur 5 Minuten weiter köcheln lassen.

Inzwischen ist die Polenta erkaltet und du kannst sie in Streifen schneiden. Etwas Öl in einer Pfanne erhitzen und die Polentastreifen von beiden Seiten braten,

Das Gemüse vom Herd nehmen, den Radicchio unterheben und auf einem Teller anrichten. Dazu die Polentastreifen servieren.

Risotto

Dieses Reisgericht ist schnell gezaubert und schmeckt der ganzen Familie. Das Schöne: Du kannst die Gemüsesorten variieren und erhältst immer ein anderes Gericht. Deiner Fantasie sind keine Grenzen gesetzt.

Zutaten:

125 Gramm Vollkornreis

1 Knoblauchzehe

2 Esslöffel Öl: Olive oder Raps

300 Gramm Möhren

600 Milliliter Gemüsebrühe

1 Bund Petersilie

1 Teelöffel Kurkuma

etwas Salz

Je nach Geschmack, Käse: Gouda, Butterkäse oder Mozzarella

Zubereitung:

Die Knoblauchzehe pressen oder ganz fein hacken. Die Karotten waschen, putzen und in kleine Scheibchen schneiden. Die Petersilie klein hacken. Etwas Öl in einen Topf geben, den Reis und die Zutaten darin leicht anbraten. Wenn du keine zusätzliche Lactoseintoleranz hast, kannst du auch Butter und etwas Zwiebel nehmen.

In der Zwischenzeit die Gemüsebrühe zubereiten und die Hälfte davon in den Topf zu dem Reis gießen. Das Salz und die restlichen Gewürze dazugeben und bei mittlerer Hitze köcheln lassen, bis das Wasser verkocht ist. Dann den Rest des Wassers zugießen und unter Rühren weiter köcheln, bis das Wasser komplett aufgesogen ist.

Zum Schluss kannst du je nach Geschmack etwas Mozzarella, jungen Gouda oder Butterkäse darüber reiben.

3.2.4: Suppen und Eintöpfe

Spargelsuppe

Die Spargelzeit ist kurz. Aber wenn sie da ist, sollte diese klassische Suppe auf dem Speiseplan keinesfalls fehlen. Schmeckt toll als Vorspeise, oder aber auch als Hauptgericht.

Zutaten:

50 Gramm Butter oder Ghee

1 Bund weißer Spargel

1 Zwiebel

1 Knoblauchzehe

2 Stangen Frühlingszwiebeln

1 Prise Salz, Muskatnuss

etwas Zitronensaft

500 Milliliter Gemüsebrühe

<u>Zubereitung:</u>

Die Zwiebeln und den Knoblauch schälen und beides in kleine Würfel schneiden.

Ghee oder Butter in einem kleinen Topf schmelzen lassen und die Zwiebel- und Knoblauchstückchen darin glasig andünsten. Ein wenig Salz hinzufügen.

Den Spargel waschen, schälen und die holzigen Enden abschneiden. Anschließend in mundgerechte Stücke schneiden.

Den Spargel mit in den Topf geben und etwas andünsten, dann die Gemüsebrühe angießen und 15 Minuten köcheln lassen.

Wenn der Spargel gar ist, die Suppe mit einem Pürierstab oder im Mixer pürieren und mit Muskatnuss, Zitronensaft sowie Salz abschmecken.

Zucchinisuppe

Ist in 20 Minuten fertig, macht satt und ist ein wahrer Energie Booster. Und lecker ist sie auch noch…

<u>Zutaten:</u>

2 Zucchini

1 Gemüsezwiebel

1 Pastinake

1 Knoblauchzehe

½ rote Chili Schote

500 Milliliter Gemüsebrühe

1 Esslöffel Kokosöl

1 Esslöffel Limettensaft

zum Abschmecken: Salz und Pfeffer

Zubereitung:

Die Zucchini waschen und mit Schale in grobe Stücke schneiden.

Zwiebel und Knoblauch abziehen und grob hacken. Chili waschen, entkernen und ebenfalls hacken.

Die Pastinake schälen und in grobe Stücke schneiden.

Ein Esslöffel Kokosöl in einem Topf erhitzen, das Gemüse zufügen und etwa 5 Minuten anbraten.

Mit Gemüsebrühe ablöschen und für ungefähr 10 Minuten köcheln lassen.

Danach die Suppe mit dem Pürierstab oder im Mixer pürieren und mit Limettensaft, Salz sowie Pfeffer abschmecken.

Blumenkohlsuppe

Im Kühlschrank herrscht gähnende Leere, aber im Gemüsefach wartet noch ein Blumenkohl? Dann ist diese Suppe genau das Richtige. Einkaufen kannst du später…

Zutaten:

1 Blumenkohl

2 große Zwiebeln

2 Knoblauchzehen

1 Esslöffel Kokosöl oder Olivenöl

1 ½ Liter Gemüsebrühe

1 Teelöffel Kurkuma

½ Teelöffel Muskatnuss

1 Bund Petersilie

etwas Salz und Pfeffer

Zubereitung:

Den Blumenkohl in kleine Röschen teilen und gut abwaschen. Zwiebeln und Knoblauchzehen abziehen und klein schneiden. Die Petersilie klein hacken.

Zwiebeln und Knoblauch in einem großen Topf in etwas Kokosöl oder Olivenöl andünsten. Das Kurkumapulver dazugeben und kurz mit andünsten. Die Blumenkohl Röschen ebenfalls hineingeben und kurz mitdünsten. Danach die Gemüsebrühe angießen und die Suppe ungefähr 20 Minuten leicht köcheln lassen. Wenn der Blumenkohl weich ist, die Suppe mit Pfeffer, Salz und Muskatnuss würzen und mit einem Pürierstab oder im Mixer fein pürieren. Nochmals abschmecken und mit der gehackten Petersilie garnieren.

Gurkensuppe - kalt -

Ein wenig ähnelt sie dem griechischen Tsatsiki. Da sie aber etwas flüssiger ist, ist sie leichter verdaulich und erfrischt herrlich an heißen Sommertagen. Ein geröstetes Schwarzbrot eignet sich gut als Beilage und Sattmacher, man kann aber alle verträglichen Brotsorten kombinieren.

Zutaten:

1 Schlangengurke

3 Zehen Knoblauch

750 Gramm fettarmer Joghurt

2 Esslöffel gehackte Petersilie, alternativ Schnittlauch

ca. 300 Milliliter Wasser

3 Esslöffel Olivenöl

zum Abschmecken: Salz und Pfeffer

Zubereitung:

Die Gurke gut abwaschen und mit der Schale grob in eine Schüssel raspeln, mit 1 Teelöffel Salz vermengen und ungefähr 30 Minuten ziehen lassen, damit der Gurke das Wasser entzogen wird. Das dabei entzogene Wasser aber bitte nicht wegschütten.

Den Knoblauch abziehen und pressen.

Joghurt, Knoblauch, Pfefferminze und Olivenöl zu den Gurkenraspeln geben und sorgfältig miteinander vermischen.

Alles im Kühlschrank für mindestens zwei Stunden gut durch kühlen.

Vor dem Servieren ungefähr 300 Milliliter Eiswasser zugeben. Die Menge hängt davon ab, wie flüssig die Suppe werden soll.

Zum Schluss je nach Geschmack noch einmal nachsalzen und mit

Pfeffer abschmecken.

Als Beilage (je nach Verträglichkeit) schlage ich geröstetes Schwarzbrot vor: Dazu das Brot in sehr dünne Scheiben schneiden, mit Olivenöl bestreichen und in einer heißen Pfanne rösten. Dabei musst du gut achtgeben, es wäre schade, wenn das Brot anbrennen würde.

Die etwas andere Linsensuppe

Diese Linsensuppe wird mit schwarzen Linsen zubereitet. Die Currypaste macht sie etwas würziger, als ihre herkömmliche Zubereitungsart.

Zutaten:

100 Gramm schwarze Linsen

3 Tomaten

2 Stängel Koriander

1 Bund Zwiebellauch

1 Teelöffel frisch geriebener Ingwer

½ Teelöffel rote Currypaste

400 Milliliter Gemüsebrühe

400 Milliliter Kokosmilch

Etwas Olivenöl zum Anbraten

Zubereitung:

Den Zwiebellauch putzen, waschen und in kleine Ringe schneiden, den Ingwer fein reiben. Tomaten waschen, vierteln, den Strunk entfernen und das Kerngehäuse entfernen. Den verbleibenden Rest in Würfel schneiden. Die Linsen gut abwaschen, den Koriander zupfen und klein schneiden.

Den Lauch in etwas Öl kurz andünsten. Die Currypaste zugeben und kurz mit anschwitzen lassen, danach mit Gemüsebrühe ablöschen. Die Kokosmilch, Linsen und Ingwer hinzufügen und kurz aufkochen lassen. Danach die Temperatur reduzieren und die Suppe für ungefähr 15 Minuten köcheln lassen, bis die Linsen weich sind.

Nun den Koriander und die Tomatenwürfel zufügen und nur kurz erwärmen, dann die Suppe direkt servieren.

3.2.4: Zum Abschluss: Histaminfreie Desserts

Dessert a la Cheese-Cake

Ein Dessert, welches jedem schmeckt… fruchtig und frisch mit Joghurt und Quark. Es ist zwar nicht kalorienarm, hat dafür aber Suchtgefahr! Außerdem kann man es gut einen Tag vorher vorbereiten.

Zutaten:

400 Milliliter süße Sahne

2 Päckchen Vanillezucker

2 Päckchen Sahnesteif

500 Gramm Quark

500 Gramm Joghurt

200 Gramm Zucker

250 Gramm Butterkekse

1 Dose Mandarinen, Pfirsiche oder Aprikosen

Zubereitung:

Die Schlagsahne mit dem Vanillinzucker und dem Sahnesteif steif schlagen und in den Kühlschrank stellen. Den Quark mit dem Naturjoghurt und dem Zucker zu einer cremigen Masse verrühren. Die steif geschlagene Sahne unterheben.

Die Früchte abtropfen lassen etwas kleiner schneiden und ebenfalls unterheben. Nicht mehr rühren, da die Früchte sonst zerschlagen werden.

Die Butterkekse in einen Gefrierbeutel füllen und mit einem Nudelholz fein zerbröseln.

Du kannst das Dessert direkt in kleinen Gläsern oder einer großen Schüssel servieren. Du füllst zunächst eine Schicht Kekse in das jeweilige Gefäß, danach die Creme und zum Schluss wieder eine Schicht Kekse.

Mit dem restlichen Obst kannst du dein Dessert garnieren.

Vor dem Servieren mindestens fünf Stunden, besser noch über Nacht, im Kühlschrank durchziehen lassen.

Selbst gemachtes Spaghetti Eis

Hol dir dein Lieblingseis nach Hause wann immer du magst und genieße einfach...

Zutaten:

500 Gramm Magerquark

500 Gramm Mascarpone

2 Päckchen Vanillezucker

100 Gramm Puderzucker

1 Zitrone

400 Milliliter süße Sahne (2 Becher)

2 Hände voll Erdbeeren - tiefgekühlt oder frisch (alternativ: anderes Beerenobst, je nach Geschmack)

etwas weiße Kuvertüre

Zubereitung:

Die Zitrone halbieren und auspressen. Alternativ kannst du auch einen 100%igen Zitronen-Direktsaft verwenden, den du im Einzelhandel bekommst.

Dann den Mascarpone gut mit Quark, Puderzucker, Zitronensaft und Vanillezucker verrühren. Die Sahne steif schlagen und vorsichtig unterheben.

Die Erdbeeren pürieren, (tiefgefrorene Erdbeeren müssen vorher angetaut werden) und mit Puderzucker je nach Geschmack süßen. Die Erdbeeren über die Quark-Mascarpone-Masse geben und mit geraspelter, weißer Kuvertüre bestreuen. Vor dem Verzehr mindestens zwei Stunden in den Kühlschrank stellen.

Windbeutel Auflauf

Dieses Dessert erinnert stark an die Windbeutel aus der Bäckerei. Wer Gewicht reduzieren möchte, sollte diesen Nachtisch nicht allzu oft genießen. Das Richtige für Schleckermäuler…

Zutaten:

250 Gramm Mascarpone

Susanne Reiner

250 Gramm Magerquark

250 Gramm süße Sahne

80 Gramm Zucker

600 Gramm tiefgekühlte Mini-Windbeutel

500 Gramm rote Grütze

Kakaopulver zum Verzieren

je nach Geschmack: Kirschlikör

Zubereitung:

Die Sahne steif schlagen, Mascarpone, Quark und Zucker miteinander verrühren und die Sahne unterheben. Eine Auflaufform, (ungefähr 25x20 cm), mit 1/3 Creme bestreichen, die Mini-Windbeutel dicht aneinander darauf schichten und die Kirschgrütze (eventuell mit Likör) darüber verteilen. Als letzte Schicht die restliche Creme darüber streichen und mit dem Kakao bestreuen. Die Form für mindestens zwei Stunden in den Kühlschrank stellen.

Giotto Dessert

Liebst du auch diese kleinen Haselnusskugeln? Dann ist dieses Dessert wahrscheinlich zukünftig dein Lieblings-Nachtisch...

Zutaten:

100 Gramm Haselnuss-Kugeln, zum Beispiel Giotto

20 Gramm Kakao

100 Gramm Zucker

500 Milliliter süße Sahne

Zubereitung:

Die Haselnuss-Kugeln mit Kakao und Zucker im Mixer fein zerkleinern. Die Sahne hinzugießen und die Masse so lange mixen, bis die Sahne steif geschlagen ist. Die Masse in Dessertgläser füllen und vor dem Servieren für ungefähr zwei Stunden kaltstellen.

Oreo Dessert

Für alle Oreo-Fans gibt es die kleinen Kekse mal etwas anders.

Zutaten:

1 Becher süße Sahne

1 Päckchen Sahnesteif

250 Gramm Mascarpone

250 Gramm Frischkäse

500 Gramm Quark

80 Gramm Zucker

Und natürlich Oreo-Kekse, und zwar zwei Pakete

Zubereitung:

Den Mascarpone, den Quark und den Frischkäse gut mit dem Zucker verrühren. Die Sahne mit dem Sahnesteif steif schlagen und unterheben. Die Kekse klein bröseln.

Abwechselnd die Quarkmasse und die Keks-Brösel in Dessertgläser schichten und vor dem Servieren noch einmal gut durch kühlen.

Tiramisu

Zutaten:

500 Milliliter Mineralwasser

120 Milliliter Öl

500 Gramm Traubenzucker

300 Gramm Mehl

35 Gramm Weinstein Backpulver

1 ½ Teelöffel flüssiges Vanillearoma

50 Gramm gemahlene Mandeln

1000 Gramm Frischkäse

200 Milliliter Sahne (1 Becher)

40 Gramm Speisestärke

2 Fläschchen Mandel- oder Bittermandelaroma

150 Milliliter Kaffee oder Espresso

zum Bestäuben: Kakaopulver

Zubereitung:

Die Menge reicht für eine tiefe Auflaufform (ungefähr 29x23 Zentimeter) oder eine normale Springform (26 Zentimeter Durchmesser).

Zubereitung des Teiges:

Backofen auf 150Grad Umluft vorheizen.

Das Mineralwasser mit dem Öl, 300 Gramm Traubenzucker, dem

Mehl, Backpulver,

1 Teelöffel Vanillearoma und den gemahlenen Mandeln in einer Schüssel mit dem Handmixer sorgfältig verrühren. Aus dem Teig zwei Böden backen, und zwar jeweils aus der Hälfte des Teiges. Dazu eine Form einfetten oder mit Backpapier auslegen und ungefähr 20-25 Minuten auf der mittleren Schiene backen.

Der Teig nicht zu braun werden lassen. Den Biskuit aus der Form lösen, mindestens

20 Minuten abkühlen lassen, bevor er weiter verarbeitet wird.

<u>Zubereitung der Creme:</u>

Die Sahne mit 40 g Traubenzucker steif schlagen, dann mit dem restlichen Traubenzucker und der Speisestärke verrühren. Mandel- und Vanillearoma hinzufügen. Nach und nach den Frischkäse einrühren, bis eine glatte Creme entstanden ist.

Einen der beiden Biskuitböden in die Form geben und mit etwas weniger als der Hälfte des Kaffees beträufeln. Die Hälfte der Creme auf den Boden streichen. Den zweiten Boden auf der Unterseite ebenfalls mit etwas Kaffee beträufeln und mit der Kaffeeseite auf die Creme legen. Die Oberseite des zweiten Bodens mit dem Rest des Kaffees beträufeln und die andere Hälfte der Creme gleichmäßig darauf verteilen. Nun noch die Creme gleichmäßig glattstreichen und das Tiramisu für ungefähr drei Stunden in den Kühlschrank stellen.

Kurz vor dem Servieren mit gesiebtem Kakaopulver bestreuen.

Zu guter Letzt

Histamin hat nicht nur schlechte Eigenschaften. Er ist viel mehr sogar ein lebenswichtiger Stoff unseres Körpers. Als Neurotransmitter, Hormon und Bekämpfer von Entzündungen übernimmt es viele lebensnotwendigen Aufgaben:

- Gefäßerweiterung
- In Gang setzen von allergischen Reaktionen, um den Körper vor Allergenen zu schützen.
- Regulierung des Schlaf-wach-Rhythmus
- Beeinflussung der Darmbewegungen
- Regulation der Magensäurebildung

und Vieles mehr.

Die spontane Freisetzung von Histamin, aus den hierfür spezialisierten Zellen, sorgt für eine schnelle allergische Reaktion und führt nach kurzer Zeit zu den typischen Symptomen. Dadurch schützt es unseren Körper vor unverträglichen Stoffen.

Bei einer Histaminintoleranz muss nicht unbedingt die Nahrungsaufnahme von histaminhaltigen Lebensmitteln ursächlich für die Symptome sein, es kann auch an einer Enzym- oder Mikronährstoffunterversorgung liegen. Trotzdem kann man die gegessenen Nahrungsmittel als „Spitze des Eisbergs" bezeichnen, weswegen eine histaminarme oder

-freie Ernährung zu einer wesentlichen Verbesserung führen kann.

Oft spielen mehrere körperliche wie auch äußere Faktoren bei der Entstehung einer Histaminintoleranz eine große Rolle. Daher solltest du alle in Frage kommenden Parameter untersuchen lassen, wenn bei dir der Verdacht auf eine Histaminintoleranz besteht. Nur so ist gewährleistet, dass du frühzeitig die bestmögliche Therapie beziehungsweise Maßnahmen zur Linderung deiner Beschwerden erhältst.

Dabei spielt die Vermeidung der unverträglichen Lebensmittel und

Medikamente über eine lange Zeit die zentrale Rolle.

www.ingramcontent.com/pod-product-compliance
Lightning Source LLC
Chambersburg PA
CBHW070313230526
45470CB00002B/855